Einfach & effektiv Grübeln stoppen

Wie du erfolgreich dein Gedankenkarussell anhalten und dauerhaft negative Gedanken loswerden kannst!

– inkl. 3-Schritte Aktionsplan gegen akute Grübelattacken –

Lena Winkler

Vorwort

„Es gibt nur zwei Tage in deinem Leben an denen du nichts ändern kannst. Der eine ist gestern und der andere ist morgen.“

(Dalai-Lama)

Verlierst du dich des Öfteren in deinen Gedanken? Brütest du eine Ewigkeit über bestimmten Themen, ohne dabei zu einem Ergebnis zu kommen? Spielst du immer und immer wieder Szenarien von vergangenen oder zukünftigen Ereignissen durch? Kämpfst du öfters mit negativen Gedanken und Versagensängsten?

Wenn dir das so oder so ähnlich bekannt vorkommt, dann bist du bereits bestens vertraut mit dem Grübeln. Grübeln im Allgemeinen bedeutet intensives Sinnieren und ist ein normaler Prozess innerhalb des menschlichen Verstandes. In manchen Fällen allerdings, kann es auch zwanghafte Züge annehmen und mit quälenden und lähmenden Gedankenkreisen einhergehen.

Während jeder von uns gelegentlich etwas inniger über einer Entscheidung brütet, wird bei zwanghaftem Grübeln der Alltag von Denkprozessen bestimmt, bei denen man sich tage- oder wochenlang den Kopf zerbricht, unaufhörlich über eine Situation nachdenkt, diese analysiert und seine Gedanken auf eine Ebene bringt, auf der sie in einer Dauerschleife festhängen. Die Gedanken führen dabei nie zu einer Lösung und sind nicht handlungs- bzw. zukunftsorientiert. Dadurch wird nicht nur deine Stimmungslage negativ beeinflusst, sondern auch dein Körper in Mitleidenschaft gezogen. Meist wird die Grübelei von Minderwertigkeitsgefühlen, Selbstvorwürfen und Hoffnungslosigkeit begleitet. Die häufigsten Auslöser sind neben philosophischen Fragen vor allem die eigene Person, Streitigkeiten und Entscheidungen. Im Gegensatz zum normalen Nachdenken wird dabei zwanghaft eine unangenehme Erfahrung oder Erwartung wiederholt.

Um aus dem Teufelskreis der zwanghaften Gedanken auszubrechen und langfristig für Ruhe im Kopf zu sorgen, ist es zunächst einmal wichtig und erforderlich, herauszufinden, ob du bloß nachdenkst oder doch in einer Grübelfalle gefangen bist. Dem werden wir in den folgenden Kapiteln genauestens auf den Grund gehen.

Ich zeige dir außerdem Methoden, Strategien und Übungen auf, um akute Grübelattacken zu stoppen und zwanghaftes Nachdenken nachhaltig in den Griff zu bekommen. Gemeinsam werden wir dein Bewusstsein für neue Wege öffnen und mehr Freude und Lebendigkeit in dein Leben bringen.

Deine

Lena Winkler

Inhalt

KAPITEL EINS

Die Pandemie des Grübelns

„Obwohl Gedanken nichts wiegen, kann man unter ihrer Last zusammenbrechen."

(Isaak Öztürk)

Wenn sich die Gedanken überschlagen

Wieder kein „Guten Morgen" oder eine andere Begrüßung beim Vorbeigehen der Kollegin aus der anderen Abteilung. Warum? Denkt sie schlecht über mich? Du fragst dich, ob du etwas falsch gemacht hast oder ob es vielleicht einfach an deiner Erscheinung liegt. Anstatt einfach wie gewohnt weiter zu machen, kannst du dich nicht mehr auf deine Arbeit konzentrieren, da du nun unaufhörlich über dieses Ereignis nachdenken musst.

Deine Gedanken überschlagen sich und du fühlst dich zunehmend schlechter. Und während du schon planst, wie du bei zukünftigen Begegnungen mit dieser Kollegin dafür sorgst, dass alles anders verläuft, vergisst du ganz deiner eigentlichen Tätigkeit nachzugehen.

Solche kleinen, alltäglichen Situationen können oftmals schon Auslöser für intensive Grübeleien sein. Und so geht es vielen Menschen. Tag für Tag versinken sie im Gedankenstrudel und sind dabei besonders selbstkritisch. Es kann auch passieren, dass sich ein bestimmter Gedanke im Geist manifestiert. Im Kopf erzeugen wir dadurch regelrechte Horror-Szenarien, die mit jeder Stunde detaillierter werden. Das Gedanankenkarussell ist in vollem Gange und wir sind scheinbar machtlos. Doch woher kommen diese Gedanken? Was sind Gedanken überhaupt und was gilt noch als normales Nachdenken?

Was sind Gedanken überhaupt?

„Du wirst morgen sein, was du heute denkst"

(Buddha)

Dies scheint eine simple Frage mit einer ebenso einfachen Antwort zu sein. Sicher kennst du Sätze, wie „Ich hatte nur so einen Gedanken" oder „Ich habe gedacht, dass…". Wir hören diese Phrasen ständig und nutzen sie auch selbst sehr oft, gewissermaßen ohne darüber nachzudenken.

Normalerweise handelt es sich beim Gedanken um kurzlebige, diskrete Ereignisse. Wir alle erleben diese und haben kein

Problem damit, sie zu identifizieren und uns mit anderen Menschen diesbezüglich auszutauschen. Die Beantwortung der Frage, was genau Gedanken nun sind, ist dafür umso komplizierter, denn sie ist keinesfalls simpel, sondern sehr komplex.

Aus neurowissenschaftlicher Sicht hätte aber alles so einfach sein können: Du denkst an deine Oma? – Dann blitzt im Gehirn eine bestimmte Nervenzelle auf, sozusagen dein Oma-Neuron. So in etwa stellte der polnische Neurophysiologe Jerzy Konorski im Jahr 1967 seine Vermutungen auf. Laut der „Theorie der gnostischen Gedanken" entspricht jedes Objekt unserer Gedanken, egal, ob eine Person, ein Gegenstand oder eine Tätigkeit gemeint ist, einem einzelnen Neuron oder einer Gruppe von Neuronen. So vielversprechend und einleuchtend diese Theorie auch war, sie wurde leider schnell widerlegt: Dass ein Neuron einen Gedanken repräsentiert, bleibt die Ausnahme.

Die genaue Erforschung, wie unsere Gedanken zustande kommen, steht noch aus, aber soviel ist sicher: Gedanken entstehen im Prinzip durch die Zusammenarbeit mehrerer Areale unseres Gehirns, die beim Sehen, Hören, Schmecken, Riechen und Fühlen, beim Nachdenken und sogar beim Schlafen – also bei der Wechselwirkung des Gehirns mit dessen Umgebung und sich selbst — aktiviert werden. Dabei gibt es keine zentrale Stelle, die einen einzelnen Gedanken erfasst, sondern Netze von Neuronen. Aus dem Mund eines Neurowissenschaftlers wäre ein Gedanke also eine neuronale

Repräsentation.

Einfach erklärt bedeutet dies, dass Gedanken bei der Wahrnehmung unserer Sinne entstehen. Die Informationen, die wir über die äußeren Reize gewonnen haben, gelangen in unser Gehirn und veranlassen dort einen Handlungsprozess. Nehmen wir an, dass du eine rote Ampel überqueren sollst. Vermutlich denkst du dabei: Das ist doch gefährlich, warum sollte ich das machen? Eine grüne Ampel hingegen suggeriert dir Sicherheit und du wirst loslaufen. Durch die Wahrnehmung entstehen demnach Bewertungen (gefährlich, ungefährlich) und durch Bewertungen wiederum Gefühle (Sicherheit, Unsicherheit). Soviel zur neurowissenschaftlichen Sicht der Dinge.

Die Psychologie der Denkprozesse befasst sich mit Aktivitäten, welche denen ähneln, die in der Regel Erfindern, Mathematikern oder Schachspielern zugeschrieben werden. Eine genaue Definition gibt es aber auch hier nicht, denn für einige geht es darum, „kognitive Strukturen" zu modifizieren, andere sehen Denkprozesse als internes Problemlöseverhalten an.

In der Alltagssprache umfasst das Wort Denken mehrere unterschiedliche psychologische Aktivitäten. Manchmal ist es als Synonym für „glauben" gemeint (Bsp.: Ich glaube, morgen wird es regnen). Zu anderen Zeiten bezeichnet es den Grad der Aufmerksamkeit. (Bsp.: „Ich habe es getan, ohne darüber nachzudenken.") oder Inhalte des Bewusstseins (Bsp.: „Dabei musste ich an meine Oma denken.").

Wir sind, was wir denken

„Es ist der Geist, der sich den Körper baut."

(Friedrich Schiller)

Täglich schwirren ca. 70.000 Gedanken in unserem Kopf herum und jeder einzelne davon beinhaltet das Potenzial einer Handlung. Ein einziger Gedanke kann deine Welt zum Strahlen bringen oder dich in einem Meer von Tränen ertrinken lassen. Sobald wir etwas gedacht haben – völlig egal, wie unrealistisch oder marginal es auch sein mag – streben unsere Ideen, Vorstellungen und Gedanken danach, sich zu verwirklichen. Sobald wir uns metaphorisch gesehen etwas ausmalen, macht sich dieses Bild in unserem Unterbewusstsein selbstständig und beginnt damit, sich in die Realität zu übertragen.

Unsere Gedanken sind demnach mehr als bloß Gedanken. Sie definieren uns und führen uns durch das Leben. Sie prägen unsere Sicht auf die Welt und die Menschen in unserer Umgebung. Der Geist ist ein mächtiges Werkzeug: Wenn wir denken, dass wir erfolgreich sein können, werden wir erfolgreich sein. Wenn wir jedoch davon ausgehen, dass wir keinen Erfolg haben werden, scheitern wir häufig. Wir glauben das, was in unseren Köpfen stattfindet – und handeln danach. Wenn wir also den Geist kontrollieren können, können wir den Verlauf unseres Lebens bestimmen.

Letzten Endes stehst du vor der Wahl: Du kannst entweder von Gedanken gefangen gehalten oder von ihnen befreit werden. Das bestimmt in gewisser Weise die Qualität deines Lebens. Deine Gedanken diktieren deine Realität. Was du denkst, bestimmt, wie du lebst. Das wusste nicht nur Buddha, sondern auch viele Menschen nach ihm. Dr. Joe Dispenza zum Beispiel erforschte den Heilungsprozess durch die Macht des Geistes, nachdem er mit nur 23 Jahren eine schwere Wirbelsäulenverletzung erlitt und die damaligen Ärzte nicht versprechen konnten, dass er trotz einer angedachten Operation jemals wieder laufen würde. Der Wissenschaftler entschied sich gegen die OP und setzte sein Vertrauen in die Kraft des eigenen Körpers. Nach nur 10 Wochen war er vollständig genesen und bewies damit, dass unsere Gedanken eine signifikante Rolle in unseren Leben spielen.

Ja, ungefähr 70.000 Gedanken gehen uns täglich durch den Kopf, aber nur 10 Prozent davon sind neu. Die anderen 90 Prozent befassen sich tagein tagaus mit den gleichen Verhaltensmustern und Emotionen. Wenn wir diesen Kreis durchbrechen, können wir unsere persönliche Welt verändern, denn wir sind, was wir denken.

Denkst du noch nach oder grübelst du schon?

„Grübeln ist wie Schaukeln.

Man bewegt sich, aber man kommt nicht von der Stelle."

(Phil McGraw)

Viele Menschen kennen diese Phase im Leben, in denen die Gedanken auf Hochtouren laufen. Durch ständiges Nachdenken über vergangene Situationen oder bevorstehende Ereignisse gibt der Kopf scheinbar nie Ruhe – vor allem dann nicht, wenn man schlafen möchte. Bis zu einem gewissen Grad gehört der Denkprozess zum natürlichen Lauf der Dinge. Wenn dieser Zustand jedoch einige Zeit andauert, dann kann übertriebenes oder negatives Nachdenken krankhaft werden. Unter diesem Gedankenprozess versteht man Grübeln. Gemeint ist im Grunde eine extreme Form von kreisenden Gedanken, die nicht zu einer Lösung führen, sondern immer wieder neue Fragen aufwerfen – ein Teufelskreis.

Grübeln geht oft mit Schlaflosigkeit oder Angstzuständen einher. Die endlose Gedankenschleife verursacht schlechte Laune, ein Gefühl der Ohnmacht sowie Frustration und ein niedriges Selbstwertempfinden. Schlaflosigkeit lässt sich vor allem damit erklären, dass wir nachts oder besser gesagt abends im Bett im Stillen mit uns alleine sind. Die sonst so willkommenen Ablenkungen sind hier „im stillen Kämmerchen" nicht greifbar, denn beim Schlafen fährt der ganze Körper in einen Ruhemodus. Ebenfalls typisch für Grübelattacken sind auftauchende Selbstzweifel und ein kritisches Bewusstsein gegenüber der eigenen Person. Vielleicht hat der Nachbar heute im Treppenhaus nicht gegrüßt oder die alte Bekannte hat nicht zurückgerufen. Aus „Der oder die kann mich nicht leiden“ wird schnell „Warum mag mich niemand? Warum kann ich nicht cool und locker sein, wenn ich jemandem gegenübertrete? Ich kann aber auch überhaupt nichts.“ Solche belastenden Gedanken führen vom Hundertsten ins Tausendste und schon befindet man sich in der Grübel-Falle. Während so eine Attacke abends also zur Schlaflosigkeit führen kann, können auf der Arbeit oder in alltäglichen Situationen Konzentrationsschwierigkeiten auftreten.

Grundsätzlich ist es legitim, normal und manchmal sogar notwendig, Schwierigkeiten im Kopf durchzuspielen. Wenn das in einem bestimmten Rahmen passiert, reden wir vom Nachdenken. Es ist wichtig, das zu begreifen. Nachdenken auf eine bestimmte Art und Weise macht jedoch krank. Forscher nennen das pathologische Grübeln auch „Rumination“. Aus dem Englischen übersetzt bedeutet es schlichtweg: „Wiederkäuen“, wie wir es von Kühen oder Schafen kennen. Die Kuh sucht sich nicht aus, dass das Gras in einem ständigen Kreislauf wiederhochkommt – genauso wenig sucht sich der Grübler aus, dass seine bedrückenden Gedanken in einem kreisenden, mahlenden und lähmenden Rhythmus immer wieder auftauchen.

Ein weiteres Indiz dafür, dass du grübelst und nicht nur

nachdenkst, liefert das Fragewörtchen „Warum“. Wie in dem Beispiel mit dem Nachbarn oder der Bekannten, fragt sich der Betroffene ständig, warum etwas auf diese oder jene Weise abläuft. Ein weiterer Unterschied zu problemlösendem Nachdenken und Grübeln ist, dass das Grübeln von abwertender und selbstkritischer Natur ist. Es bezieht sich zudem auf vergangene oder zukünftige Begebenheiten und ist oftmals eher abstrakt. Menschen, die ein Problem angehen und die Lösung dafür finden wollen, fragen statt „Warum?“ nach dem „Wie?“. Das Grübeln stellt demnach eine gewissen Suche „ins Leere“ dar.

Möglicherweise versuchen auch die Grübler anfangs noch lösungsorientiert zu denken. Es werden Fakten gesammelt und gegeneinander abgewogen. Nehmen wir zum Beispiel an, am heutigen Tag fand ein schwieriges Gespräch statt und dieses verlief nicht so, wie du wolltest. Du ärgerst dich darüber, denn es sind einige Themen offengeblieben. Eine konstruktive Lösung wäre vielleicht, morgen einfach erneut darüber zu reden oder die Sache auf sich beruhen zu lassen und ein neues Kapitel aufzuschlagen. Du fängst aber an, dich zu fragen, ob du dich hättest entschuldigen sollen oder ob eine Entschuldigung noch etwas bewirken kann. Wird es dadurch schlimmer oder besser? Du denkst weiter darüber nach und fragst dich, warum du dieses oder jenes Argument angebracht hast. Bei jedem erneuten Durchdenken des Problems wiederholst du die Varianten deiner möglichen Handlungen. Zu diesem Zeitpunkt bist du vielleicht noch bestrebt, eine Lösung zu finden, verlierst aber den Fokus. Du quälst dich und bist gefangen in einer immer wiederkehrenden Schleife aus Zweifeln und Selbstkritik. Du denkst nicht mehr nach, du grübelst.

Ein weiteres Beispiel ist die Frage nach dem Grübeln oder Nachdenken an sich: Denke ich noch nach oder grüble ich schon? Wenn du auf diese Frage keine Antwort finden kannst und sich beim Denkprozess eventuell auch deine Stimmung ins Negative verändert hat, hast du über diese Frage möglicherweise nicht intensiv sinniert, sondern gegrübelt. Denken zeichnet sich nämlich dadurch aus, dass zumindest eine Zwischenlösung präsent ist. Grübeln lähmt uns, während Denken uns in Bewegung setzt.

Typische Anzeichen von Grübeln:

- Deine Gedanken sind unproduktiv, selbstkritisch und abwertend
- Du richtest deine Aufmerksamkeit auf vergangene oder zukünftige Ereignisse oder abstrakte Situationen
- Du suchst ständig, aber dennoch ist keine Lösung in Sicht
- Negative Stimmungslage / schlechte Laune
- Neurotische Verhaltensweisen (Angstzustände oder Zwangsstörungen)
- Du bist dauerhaft gestresst und hast ständige Sorgen und Ängste im Hinterkopf
- Schlafstörungen durch Gedankenkarussell

Wenn du dir immer noch nicht sicher bist, ob du dich schon in der Grübel-Falle befindet oder nicht, dann kannst du ein kurzes Experiment wagen:

Der sogenannte Zwei-Minuten-Test hilft dir dabei, eine Grübelattacke zu identifizieren. Wenn du merkst, dass du nachdenkst (oder grübelst), gib dich deinen Gedanken hin und erlaube dir das Gedankenkarussell. Nach zwei Minuten (schätzen oder Wecker stellen) musst du dir folgende Fragen stellen: Haben dich deine Gedanken näher an eine Lösung gebracht? Hast du durch deine Gedanken etwas verstanden oder gelernt, was dir vorher nicht bewusst war? Fühlst du dich jetzt besser?

Kannst du keine dieser Fragen mit „Ja" beantworten, dann bist du wohl in die Grübel-Falle getappt. Macht nichts, ich helfe dir da wieder raus!

Grübel-Schnelltest:

- Dauer und Intensität: Wie viel Zeit beansprucht das Grübeln täglich?
- Kontrollierbarkeit: Schaffe ich es, die negativen Gedanken zu unterbrechen? Durch Ablenkung oder sonstiges?
- Leid: Wird meine Lebenszufriedenheit durch die negativen Gedanken beeinträchtigt?

Grübeln – Eine Volkskrankheit

„Alles beginnt mit einem Gedanken

und einen Gedanken kann man ändern."

(Louise Hay)

Es sind nicht bloß die Schicksalsschläge und Lebenskrisen, die die Menschen zermürben. Es sind auch die Alltagssorgen, die sie ins Unglück stürzen können. Die Gesundheit der Kinder, Sorge um den Job, Ärger mit Bekannten oder den Nachbarn – das alles sind „Kleinigkeiten", die nicht mehr aus dem Kopf verschwinden wollen. Und weil die Gedanken ständig darum kreisen, werden aus den Widrigkeiten letzten Endes große Sorgen. Der Mensch an sich ist ein reflektierendes Wesen, er denkt nach oder besser gesagt: Er grübelt – und zwar zu lange und zu oft.

In Deutschland sind mindestens vier Millionen Menschen von Depressionen betroffen, die Prävalenz der Angststörung ist ähnlich groß. Da depressive Phasen oder Angststörungen und Grübeln häufig Hand in Hand gehen und Grübeln selbst auch außerhalb dieser Störungsbilder sehr häufig auftritt, kann man das Grübeln schon als eine Art Volkskrankheit bezeichnen.

Mögliche Ursachen des Grübelns:

Viele Psychologen gehen davon aus, dass Grübeln an sich oftmals keine eigene Krankheit darstellt, sondern häufig mit einer anderen psychischen Störung einhergeht und als Begleiterscheinung auftritt. Häufig liegt die Ursache also in Depressionen, einer generalisierten Angststörung, Zwangsstörung oder anderen psychosomatischen Erkrankung. Gleichermaßen können nicht behandelte Verletzungen oder Traumata aus der Vergangenheit dazu führen, dass das Krankheitsbild entsteht. Durch intensives Sinnieren versuchen Betroffene ihr Leid zu lindern. Nur wenn das Grübeln außerhalb einer depressiven Episode auftritt, kann es als eigenständige Krankheit diagnostiziert werden.

Natürlich sind die Symptome von Depressionen, der generalisierten Angststörung und von Zwangsstörungen vielschichtig, mit unterschiedlichen möglichen Verläufen und Auslösern. Dennoch haben alle drei Erkrankungen eines gemeinsam: Grübeln zählt als das zentrale Merkmal.

Depressionen

Grübeln gilt meist das Hauptsymptom einer Depression oder zumindest einer depressiven Phase. Die Denkprozesse beeinflussen unsere Stimmung negativ und je häufiger wir grübeln, desto niedergeschlagener wird unser Gemüt und desto weniger Kontrolle haben wir. Aufgrund dessen gehen wir Dinge nicht mehr konstruktiv an – wir verlieren den Antrieb und den Bezug zu uns selbst. Aus Grübelattacken entstehen noch mehr Sorgen und Selbstvorwürfe. Wir sorgen uns nun, dass wir uns sorgen – ein Teufelskreis.

Auf einmal werden alltägliche und leichte Aufgaben zu großen Herausforderungen und selbst positive Erlebnisse können nicht mehr vom ständigen Gedankenkarussell ablenken. Selbst langes Überlegen bringt keine Lösung oder Erleichterung. Es entsteht eine Hoffnungslosigkeit mit dem Resultat, dass man immer tiefer in den Abgrund seiner negativen Gedanken fällt. Wenn Menschen in der Vergangenheit schon mal von Depressionen oder depressiven Phasen betroffen waren, kann die Krankheit durch intensives Grübeln leichter wieder neu entfacht werden.

Generalisierte Angststörung

Ähnlich wie bei den Depressionen ist Grübeln auch das zentrale Merkmal einer generalisierten Angststörung. Die ständigen, unkontrollierbaren Ängste und Sorgen machen psychisch krank und rufen viele körperliche Symptome hervor. Die Ängste sind dabei vielfältigen Ursprungs, übertrieben und dauern über eine lange Zeit an. Die Folge sind motorische Anspannung und vegetative Symptome. Da die Gedanken scheinbar nicht kontrolliert werden können, können wir quasi von Zwangsgedanken reden. Alltägliche Ereignisse werden für die Betroffenen pessimistisch betrachtet. Es besteht permanent ein erhöhtes Angstniveau, sie sind überbesorgt und grüblerisch.

Zwangsstörungen

Zwangsstörungen äußern sich in der Regel in Zwangsgedanken. Es handelt sich dabei um aufdringliche Ideen, aggressive Impulse oder beängstigende Vorstellungen. In dem Ausmaß, über welches wir sprechen, ist vor allem letzteres relevant. Im Verlauf einer Zwangsstörung treten die

Zwangsgedanken immer häufiger auf und verbreiten somit immer mehr Angst und Unruhe. Da die Gedanken nicht kontrollierbar sind, leiden die Betroffenen besonders.

Soziale Phobie

Auch eine soziale Phobie kann ein Anlass zum Grübeln sein. Hier drehen sich die Gedanken primär um das Sich-Sorgen-Machen oder die Furcht vor einer Blamage und davor, was andere Menschen wohl über die Betroffenen denken könnten. Im Mittelpunkt stehen zukünftiges Fehlverhalten oder Unglück. Es sind Gedankenketten- und Bilder, die sich mit möglichst bedrohlichen Situationen auseinandersetzen.

Posttraumatische Belastungsstörung

Ein psychisch extrem belastendes Erlebnis kann zu einem Trauma bzw. einer Posttraumatischen Belastungsstörung (PTBS) führen. Etwaige Ereignisse könnten Gewaltverbrechen, schwere Unfälle, Naturkatastrophen oder Kriegshandlungen sein. Kurz gesagt: Es sind Umstände, bei denen sich die Betroffenen hilflos fühlen und einen Kontrollverlust empfinden. Menschen, die stark zum Grübeln neigen, sind besonders häufig von PTBS betroffen. Umgekehrt ist Grübeln ein Symptom der Traumafolgestörung. Das Bild, das die Menschen vorher von sich, anderen und der Zukunft hatten, kann sich infolge einer traumatischen Erfahrung stark verändern. Resultat sind Grübeln über das Erlebte, Selbstzweifel und Selbstkritik, sowie Schuld- und Schamgefühle.

Allgemeine Auslöser des Grübelns

Warum jemand außerhalb von psychischen Störungen mit dem Grübeln beginnt, kann ganz unterschiedliche Auslöser haben. Die typischsten Anlässe sind Niederlagen oder eine Kombination aus Angst und Stress:

- Beruflicher Druck / Ärger in der Arbeit (Kollegen oder Vorgesetzte)
- Finanzieller Druck / Sorgen
- Konflikte mit der Familie oder mit Freunden
- Probleme oder Streit in der Partnerschaft
- Unausgeglichene Work-Life-Balance
- Chronische Krankheiten
- Verändernde Lebenssituationen (z.B. nahender Ruhestand)
- Zu hohe Erwartungen (z.B. perfekt sein zu wollen)
- Bevorstehende Prüfungen

Die Folgen des Grübelns

Grübeln kann zu einer Reihe von psychischen und physischen Komplikationen führen. Grundsätzlich sind die Folgen und deren Intensität von Mensch zu Mensch verschieden, doch es gibt eine Vielzahl von Problemen, die sehr häufig auftreten. Durch die endlosen Denkschleifen tritt in der Regel zunächst eine allgemeine Verschlechterung der Stimmung auf. Auch Frustration, Unwohlsein und Antriebs- bzw. Energielosigkeit sind typische Folgen des chronischen Grübelns.

Grübeln verhindert auch, dass wir Dinge einfach hinnehmen und dadurch loslassen und verarbeiten können. Zudem treten mit der Zeit oft körperliche Symptome auf. Dazu gehören zum Beispiel Schlafstörungen, Appetitlosigkeit, Verspannungen und Konzentrationsprobleme. Mitunter können auch Zähneknirschen, Verdauungsprobleme und sogar Magengeschwüre die Folge sein.

Als weitere Komplikation des hartnäckigen Gedankenkarussells sinkt das Selbstwertgefühl / Selbstbewusstsein. Außerdem bedeutet negatives Denken mentalen Stress für den Körper. Die Auswirkungen dessen reichen von Bluthochdruck über Erhöhung der Herzfrequenz bis hin zu einem erhöhten Risiko krank zu werden. Letzteres liegt an der Ausschüttung des Stresshormons Kortisol und der damit verbundenen dämpfenden Wirkung auf das Immunsystem.

Vor allem alltägliche Widrigkeiten beanspruchen unsere Gedanken ständig. Das Grübeln kann dabei genauso viel Stress verursachen, wie die Situation an sich. In einer Studie der Columbia-Universität wurden je 30 Männer und Frauen aufgefordert, an eine Situation aus dem Vorjahr zu denken, in der sie sehr aufgewühlt waren. Während die Probanden über ihr Übel redeten, stiegen tatsächlich Blutdruck und Herzfrequenz signifikant an. Es konnten zudem sämtliche Symptome von akutem, starkem Stress nachgewiesen werden. Weiterhin veranschaulichte der Test, dass ständiges Grübeln das Stresslevel konstant hochhält. Dazu wurden die Personen zuerst in einen kargen Warteraum mit keinerlei Ablenkung geschickt und im Anschluss in einen Raum voller Poster, Zeitschriften und Spiele. Bei den isolierten Grüblern grübelten 31 Prozent weiter, während von den Abgelenkten nur 17 Prozent betroffen waren.

Wenn Grübeln bei Menschen ohne psychologische Vorerkrankung auftritt, kann es, wie schon gesagt, durchaus zu depressiven Verstimmungen bis hin zu schweren Depressionen oder auch Angstzuständen kommen. Diverse Angst- und Zwangssymptome werden durch Grübeln begünstigt, welche wiederum Einfluss auf das Grübeln haben. Die Gedankenschleifen treten dann immer häufiger und intensiver auf – ein Teufelskreis entsteht.

Das krankhafte Gedankenkreisen zieht Betroffene unweigerlich in eine psychische Abwärtsspirale. Das Problem ist, dass sich die Menschen die schlechten Gefühle meist selbst zuschreiben. Bei Denkschleifen rund um essenzielle Fragen (z.B. Was ist der Sinn des Lebens?) kann deshalb die Gefahr der Suizidalität bestehen. In der Summe führen alle Folgen des chronischen Grübelns vor allem dazu, dass die Lebensqualität enorm abnimmt.

Psychische Folgen	Physische Folgen
- Frustration - unglücklich sein - Antriebslosigkeit - Unwohlsein - Angespanntheit - Ohnmachtsgefühle	- Schlafstörungen - Appetitlosigkeit - Verspannungen - Konzentrationsprobleme - Zähneknirschen - Verdauungsprobleme - Magengeschwüre - Stress

Wieso wir es dennoch machen

Der Drang, nachzudenken und zu grübeln kann jeden Moment aufkommen und unsere Gedanken übernehmen: Wenn wir zur Arbeit pendeln, duschen, Abendessen vorbereiten oder versuchen, unsere täglichen Aufgaben zu verrichten. Bevor wir uns versehen, ist unsere Stimmung ruiniert.

Bei all den negativen Auswirkungen, dessen wir uns manchmal sogar bewusst sind, grübeln wir dennoch. Warum? Nun, zunächst einmal ist Grübeln nichts verkehrtes. Es ist ganz natürlich, über schmerzhafte Erfahrungen oder Sorgen nachzudenken. Ereignisse und Situationen, die uns emotional betroffen haben, werden mithilfe von intensivem Nachdenken gewissermaßen psychisch verdaut. Aus demselben Grund berichten wir auch anderen Menschen von unseren Problemen und Missgeschicken. Auf diese Weise verarbeiten wir das Ganze – um es anschließend hinter uns zu lassen. Indem wir solche Szenen in Gedanken durchgehen, hoffen wir, neue Einsichten oder Erkenntnisse zu gewinnen. So versuchen wir unsere Not zu verringern und einfach weiterzumachen. Doch dieser natürliche Prozess der Selbstreflexion geht oft schief. Anstatt emotionale Befreiung zu erreichen, spielen sich in unseren Köpfen immer wieder dieselben quälenden Szenarien ab und jedes Mal werden wir trauriger, wütender oder aufgeregter.

Beispiele:

- Wir wiederholen die Szenen einer schmerzhaften Trennung und analysieren jede Nuance dieses letzten Gespräches. Wir gehen die Momente vor diesem Verlust oder Trauma durch - jeden einzelnen, immer wieder.
- Wir erleben alle Besprechungen, in denen unser Chef uns vor den Kollegen kritisierte oder spielen verschiedene Versionen einer Konfrontation durch (auch wenn diese nie stattgefunden hat)

Wir haben das natürliche, menschliche Bedürfnis, alles zu verstehen und die Gründe für alles zu kennen. Um das Gefühl des Unglücks loszuwerden, spüren wir den Impuls, nachzudenken. Im Endeffekt wollen wir mit dem

Grübeln über die eigene Situation nur erreichen, dass wir die Ursachen des Erlebten begreifen und so erneuten Probleme vorbeugen. Beim Grübeln fehlt dieser Effekt jedoch. Die Gedankenschleifen etablieren sich als regelmäßig wiederkehrendes Symptom, sodass die Probleme nicht gelöst werden und keine Erleichterung eintritt.

Tatsächlich ist das Gegenteil der Fall: In der Vorstellung nimmt die Bedeutung der Sorgen zu, das Denken wird davon bestimmt und die Probleme verschlimmern sich. Die Gedanken werden demnach nicht mehr als befreiend, sondern unerwünscht und beeinträchtigend erlebt. Immer und immer wieder gehen wir mit denselben Schlussfolgerungen, Gefühlen und Gedanken eine einzige Sache durch. Da dieses Phänomen häufig nachts auftritt, können wir schlecht einschlafen, fühlen wir uns am nächsten Tag noch schlechter, erinnern uns daran, warum wir nicht einschlafen konnten, denken wieder darüber nach und befinden uns wieder in derselben Spirale. Wir kommen da nur schwer raus, deswegen machen wir weiter.

Der nächste Grund, warum wir am Grübeln festhalten, ist, dass durch diese Vorgehensweise die Angst vor aktivem Eingreifen kaschiert wird. Durch passives Ausharren und Grübeln laufen wir nicht Gefahr zu scheitern oder von anderen Menschen Kritik und Zurückweisung zu erfahren (wie beim Beispiel mit dem Chef und den Konflikten)

Grundsätzlich ist unser Verstand außerdem dazu in der Lage, sich Dinge vorzustellen und Gedanken in Tatsachen zu verwandeln. Wir haben die Fähigkeit, bedrohliche Szenarien zu antizipieren und uns selbst zu analysieren. Auf konstruktive Weise kann diese Fähigkeit eben von Nutzen sein, aber auch negative Auswirkungen und wenig hilfreiche Effekte haben. Der Grund ist im Prinzip immer derselbe: Wir denken, das Grübeln bringt uns etwas.

In Bezug auf das Sich-Sorgen-Machen aufgrund einer Blamage oder deswegen, was andere Menschen von einem halten, handelt es sich beim Grübeln zudem um einen vorsorglichen Lösungsweg. Das heißt, dass Betroffene versuchen, negative Ereignisse vorwegzunehmen. Die fantasierte Ereigniskette endet immer mit einem negativen Ausgang. Auf diese Weise können wir Schuldgefühlen vorbeugen. Es ist gewissermaßen eine Rückversicherung, dass wir in einer potentiell bedrohlichen Konstellation alles in unserer Macht stehende getan haben und deswegen „nichts dafür können", wenn es doch schiefgeht.

Warum grübeln wir? – Die häufigsten Gründe

- Wir glauben, dass wir durch Grübeln (Wiederkäuen) Einblick in unser Leben und unsere Sorgen erhalten
- Vorgeschichte / Traumata
- anhaltende, unkontrollierbare Stressfaktoren
- Rückversicherung / Vorbeugung von Schuldgefühlen
- Selbstanalyse / Antizipation von bedrohlichen Gedanken

Die Gedanken sind frei - oder auch nicht?

70.000 Gedanken am Tag, das sind fast 50 Gedanken pro Minute. Wir Menschen sind grundsätzlich unfähig, einen ungewollten Gedanken zu unterdrücken. Nehmen wir das Beispiel Schuldgefühle. Bei Schuldgefühlen, also wenn wir wissentlich etwas Falsches gemacht haben, kann es sehr schwer sein, negative Empfindungen zu unterdrücken. Dafür gibt es auch eine plausible Begründung: Das Gefühl dahinter ist dafür da, unser Verhalten zu überdenken und zu ändern. Die Schuld als solche würde ohne diese Gedanken voll Scham oder Reue jegliche Funktion verlieren. Wir würden anders handeln, hätten andere Werte- und Moralvorstellungen und würden richtig und falsch auf einer parallelen Ebene interpretieren.

Die Gedanken im Kopf sind demnach nicht wirklich frei. Zunächst prägt unser Umfeld unsere Gedanken: Familie, Lehrer oder Vorgesetzte, andere Bezugspersonen, die Gesellschaft, Politik, Religion – all diese Einflüsse formen unsere Sicht auf die Welt und simultan dazu unsere Gedanken. Gedankenfreiheit ist eher relativ zu begutachten. Allerdings können wir unseren Verstand hin zu mehr Bewusstsein führen und die Gedanken damit aus unserer Sicht beeinflussen. Vieles denken wir ganz automatisch, ja. Aber welchen Gedanken wir dabei füttern wollen und welchen wir lieber loslassen, können wir selbst ganz bewusst entscheiden. Schenken wir unseren oft illusorischen Gedanken zu viel Bedeutung, macht uns das sehr verwundbar. Dieses Phänomen können wir beim Grübeln beobachten.

Das Gedankenkarussell: Die Verbindung zwischen Grübeln, Angst und Stress

„Wenn die Menschen wüßten, wie sehr die Gedanken ihre Gesundheit beeinflussen, würden sie entweder weniger oder anders denken.“

(Andreas Tenzer)

Sorgen und Grübeln verursachen bei Menschen viel Stress, Erschöpfung und Müdigkeit. Stell dir vor, du hältst ein Glas Wasser in der Hand. Natürlich ist so ein Glas im Grunde nicht schwer, wenn du es aber ununterbrochen, sagen wir mal zwei Stunden lang hältst, wird es dann doch schwer. Das Glas Wasser steht symbolisch für unsere Sorgen und das Grübeln. Anfänglich und von kurzer Dauer sind Sorgen leicht zu ertragen, aber sie werden schwer, wenn wir lange an ihnen festhalten.

Das bedeutet, je länger wir uns auf die Sorgen konzentrieren und je mehr wir uns Sorgen um die Sorgen machen, desto mehr Stress verursachen wir uns selbst und desto häufiger kommen Angstzustände, Unbehagen und Unsicherheit zum Vorschein. Grübeln, Angst und Stress stehen demnach jeweils in Bezug zueinander. Durch zu viel Stress verursachen wir Grübeln. Durch Grübeln kommt die Angst, durch Angst wiederum mehr Stress. Genauso kann Angst Grübeln verursachen und Grübeln Stress.

Das bedeutet, dass keines der drei Attribute aus dem Gedankenkarussell ohne mindestens eins der jeweils anderen auftritt. Auf diese Weise kann Grübeln auch zu Depressionen führen oder als Anzeichen einer Depression auftauchen. Durch die ständige Auseinandersetzung mit dem Negativem führt das Grübeln zu unangenehmen Gefühlen und schlechter Stimmung. Außerdem entwickeln betroffene Personen eine negative Einstellung zur Vergangenheit, Zukunft und auch zur Gegenwart. Das Selbstvertrauen sinkt, genauso wie die Motivation, lösungsorientiert zu denken.

In der Summe führen alle diese Gedankenschleifen zu mentalem Stress. Jede Grübelattacke ist energieraubend und geht mit Antriebslosigkeit- und Traurigkeit einher. Zudem können innere Unruhe und Schlafstörungen die Folge sein, was wiederum mehr Stress verursacht und Angstzustände begünstigt.

Wie negative Gedanken unser Leben beeinflussen

„Es gibt nichts Gutes oder Schlechtes, nur unser Denken macht`s dazu."

(William Shakespeare)

Negative Gedanken sind kognitive Komponenten negativer psychosozialer Variablen wie Angstzustände, Einsamkeit, Feindseligkeit oder depressive Symptome. Sie sind charakterisiert durch negative Erwartungen und Wahrnehmungen, verbunden mit unangenehmen Emotionen und nachteiligen physiologischen und gesundheitlichen

Ergebnissen. Es handelt sich dabei um Erkenntnisse über dich selbst, andere oder die Welt im Allgemeinen. Außerdem kennzeichnen sich negative Gedanken durch Hoffnungslosigkeit, Hilfslosigkeit und ein vermindertes Selbstwertgefühl.

Aber was machen diese negativen Gedanken genau mit uns? Nun, zum einen hat eine andauernde negative Denkweise Einfluss auf unser Gehirn. So kann zum Beispiel das Risiko, an Alzheimer und Demenz zu erkranken, durch negative Gedanken erhöht werden. Doch nicht nur das, unser Gehirn ist neuroplastisch. Das heißt, dass es veränderbar ist. Negative Gedanken erzeugen sozusagen „Kanäle“, die schnell zu unserer Standardeinstellung werden können. Jedes Mal, wenn wir negativ denken, verdrahten wir unser Gehirn so, dass diese Denkweisen im Fokus stehen. Das Problem dabei ist, dass wir irgendwann sozusagen gar nicht mehr anders können.

Da wir Menschen wahnsinnig viel Zeit in unseren eigenen Köpfen verbringen, beeinflussen negative Gedanken unser Leben ganz automatisch. Unser Verstand hat kluge Möglichkeiten, uns von Sachen zu überzeugen, die nicht der Wahrheit entsprechen. Wir sind sozusagen unser größter Feind und der kritische innere Sprecher ist die Sprache dieses Feindes. Der interne Dialog ist für das Wiederkäuen und die Selbstverachtung verantwortlich. Die Stimme in unserem Kopf verspottet und beschämt uns. Sie ist der Grund für unsere Angst und den Hang zum selbstzerstörerischen und selbstlimitierenden Verhalten.

Wenn wir uns den negativen Gedanken hingeben und uns davon beeinflussen und lenken lassen, dann wird die positive Seite unserer Stimme im Kopf immer leiser. Der Elan für die schönen Dinge des Lebens geht verloren. Übrigens sind ungefähr 80 Prozent unserer Gedanken grundsätzlich negativen Ursprungs. Wusstest du das? Ja, auch bei Menschen, die nicht ständig in die Grübelfalle treten. Du musst dir also keine Sorgen machen, dass du verrückt wirst oder unnormal bist. Das tückische daran ist, dass positive Gedanken es von vornherein schon schwer haben. Sie sind wie schmelzende Butter in einer Pfanne. Wir durchleben sie und sie fließen weg. Negative Gedanken dagegen sind wie Fliegen, die an einer Fliegenfalle kleben bleiben. Leider ist die Fliegenfalle unser Gehirn.

Wie im Kapitel „Wir sind, was wir denken" beschrieben, haben unsere Gedanken eine enorme Macht. Durch sie erschaffen wir unsere Realität. Gefühle, Verhalten und auch die Wahrnehmung wird durch Gedanken beeinflusst – und damit auch unser gesamtes Leben. Das Resultat ist eine Art sich selbsterfüllende Prophezeiung. Wir denken und das den ganzen Tag. Unterbewusst beeinflussen wir damit unseren Lebensweg, denn wir geraten häufig in Situationen, die diese Gedanken wiederspiegeln. Was ich damit sagen will, ist, dass Gedanken jeglicher Art Einfluss auf uns nehmen. Wir bekommen das, worauf wir uns konzentrieren.

Konzentrieren wir uns nun auf negative Gedanken, richten

wir unsere Aufmerksamkeit auf Probleme, Schwächen und Ängste. Aufgrund dessen erschaffen wir uns eine Realität voll von schwierigen Lebensumständen. In der Gedankenschleife wenden wir uns solchen Momenten dann wieder gesondert zu. Aus einem negativen Erlebnis folgen negative Gedanken und diese sorgen wiederum für eine negative Stimmung. Dieser Kreislauf lässt sich beliebig lang fortsetzen, es sei denn, wir brechen daraus aus.

Die Angst vor negativen Gedanken kann dich zusätzlich lähmen und stressen. Gedanken haben zwar Macht über dich und dein Leben, aber du musst dich nicht davor fürchten. Negative Gedanken an sich sind nicht das Problem. Das Problem ist, dass du diesem Gedanken Glauben schenkst und dich damit identifizierst. Du nimmst Dinge wie: „Ich bin unfähig“ einfach zu ernst. Der Schlüssel ist, negativen Gedanken zu misstrauen.

Viele der Denkprozesse stammen nicht von dir, sondern von der Umwelt. Während Werbesendungen dir suggerieren, welches Produkt dir zu deinem Glück fehlt, können Freunde und Familie deine Selbstwahrnehmung beeinflussen. Mach dir deswegen bewusst: Nur weil du etwas Bestimmtes denkst, muss das nicht unbedingt wahr sein. Sicher kennst du die Redewendung: „Mein Verstand hat mir wieder Mal einen Streich gespielt“. Du solltest also nicht alles glauben, was dein Verstand dir weismachen will. Nimm den Gedanken als das wahr, was er ist: Bloß eine Perspektive, keine Wahrheit.

Typische negative Denkweisen

„Nicht die Dinge machen uns zu schaffen, sondern die Art und Weise, wie wir diese wahrnehmen.“

(Epiktet)

Es gibt bestimmte Denkweisen, die niemandem weiterhelfen. Wenn du grübelst, passieren dir solche „Denkfehler“ ganz besonders oft. Das Problem dabei ist, dass diese Gedanken deine Wahrnehmung der Realität verzerren. Diese negativen Denkprozesse hindern dich daran, positive Erfahrungen zu machen. Sie lenken dich vom Wesentlichen ab.

Hier sind einige Denkmuster, die deine Sicht vernebeln können:

Personalisieren:

Wenn etwas Schlimmes passiert ist, geben Grübler sich automatisch die Schuld daran. Hat jemand eine Verabredung abgesagt, denkst du demnach, dass die Änderung der Pläne auf dich oder dein vermeintliches Fehlverhalten zurückzuführen sind. Du denkst schlichtweg, dass dich niemand dabeihaben möchte.

Beispiel:

Du lächelst beim Einkaufen eine Person an und diese lächelt nicht zurück. Du denkst nicht etwa, dass der Mensch einen schlechten Tag haben könnte. Du gehst fest davon aus, dass es an dir liegen muss. Du hast wohl etwas getan, was diese Person verärgert hat.

Katastrophendenken:

Dieses Phänomen nennt man auch, aus einer Mücke einen Elefanten machen. Du erwartest automatisch das Schlimmste. Wenn du morgens im Café sitzt und deine Bestellung falsch gemacht wird, dann denkst du, dass der Rest deines Tages auch nicht gut verlaufen wird.

Beispiel:

Du bist 8 Uhr mit deiner Freundin zum Kaffee trinken verabredet. 8.15 Uhr ist sie immer noch nicht da. Du denkst, dass sie einen Unfall hatte.

Schlechte Zukunftsprognosen:

Du glaubst zu wissen, wie deine Zukunft aussieht. Und jede Vorstellung davon ist schlecht.

Beispiel:

Wenn ich auf die Party gehe, wird mich niemand beachten. Mir wird das Essen nicht schmecken, die Musik nicht gefallen und ich werde definitiv keinen Spaß haben.

Polarisieren:

Polarisieren kannst du mit Schwarz-Weiß-Denken vergleichen. Du siehst die Dinge entweder gut oder schlecht. Es gibt keinen Mittelweg, du betrachtest eine Situation immer nur aus einem Blickwinkel. Du hast das Gefühl, dass du perfekt sein musst oder du bist in deinen Augen ein Versager.

Beispiel:

Ich bin nur gut genug, wenn ich keinerlei Fehler mache.

Filterdenken:

Du nimmst nur die negativen Seiten einer Situation wahr. Du übst sozusagen einer Art selektive Wahrnehmung aus. Das bedeutet, dass du immer nur die Informationen aufnimmst, die zu deiner Überzeugung passen. Das sind dann meist die schlechten Seiten.

Beispiel:

Du bist davon überzeugt, ein tristes und uninteressantes Dasein zu führen. Du betrachtest einen Tag und siehst nur das Negative. Dass dir heute in der Bahn eine lustige Geschichte widerfahren ist, siehst du nicht.

Vergleichen:

Du vergleichst dich mit anderen Menschen. Dabei bewertest du deine eigenen Eigenschaften, Fähigkeiten und Fertigkeiten stets negativ. Du kannst diesen Vergleich nur verlieren.

Beispiel:

Der Max ist viel klüger und hübscher als ich.

Moni ist dünner und erfolgreicher als ich.

Emotionale Beweisführung:

Du hörst dabei auf deine Gefühle und nimmst diese als Beweis dafür, dass deine Gedanken der Wahrheit entsprechen.

Beispiel:

Ich werde das nicht schaffen. Ich bin ein Versager. Weil ich mich so fühle, stimmt das auch.

Das sind nur einige Beispiel von den vielen Möglichkeiten, negativ zu denken. Negative Gedanken beeinflussen dein Leben nicht nur passiv durch deine Psyche, tatsächlich stellen sich nach und nach auch viele körperliche Symptome ein. Die Folgen reichen von Antriebslosigkeit und gewöhnlichem Stress im Alltag bis hin zu Verspannungen in Rücken und Nacken und gehen sogar mit einem vermehrten Auftreten von Erkältungen einher. Negative Gedanken sind Gift. Bei manchen Menschen verderben sie vielleicht nur einen Tag, andere büßen viel ihrer Lebensqualität ein. Zeit, etwas dagegen zu unternehmen.

KAPITEL ZWEI

Strategien gegen das Grübeln

„Die Unfähigkeit, das Denken anzuhalten, ist eine schlimme Krankheit, aber wir sehen das nicht so, wir halten es für normal, weil fast jeder darunter leidet."

(Eckart Tolle)

Negative Gedanken stoppen

Keine andere Spezies auf diesem Planeten hat das Grübeln so perfektioniert wie wir Menschen. Gedanken sind per se nichts Schlechtes. Diese Erkenntnis solltest du verinnerlichen. Das Problem ist, dass negative Gedanken in direktem Zusammenhang mit deinen Gefühlen stehen. Unangenehme Erinnerungen verursachen emotionale Gedanken. Nicht nur Erinnerungen sind davon betroffen, sondern auch zukünftige Ereignisse. Wenn du zum Beispiel an eine Prüfung denkst, wird dein Verstand vermutlich Stress und Angst produzieren. Wie schon erwähnt, ist Grübeln im Grunde eine Bewältigungsstrategie unseres Geistes, um negative Gefühle wie Hilflosigkeit, Ohnmacht oder Angst nicht zu spüren. Das ist in der Theorie sehr schlau von unserem Gehirn, aber leider sieht die Realität anders aus und das Grübeln macht nachweislich und wortwörtlich krank. Die gute Nachricht: Du kannst diese Gedankenmuster durchbrechen.

Beispiele von negativen Gedanken, die häufig vorkommen:

- Ich habe immer Pech
- Niemand mag mich
- Ich bin nichts wert
- Ich bin hässlich
- Das Leben ist so schwer
- Nichts gelingt mir / Ich schaffe oder kann das nicht
- Immer werde ich übersehen
- Ich bin nicht gut genug
- Ich bin kein guter Mensch / Mutter / Vater / Freund / Kollege
- Es wird etwas Schlimmes passieren
- Usw.

Gedankenkontrolle

„Die Kraft der Gedanken ist unsichtbar wie der Same, aus dem ein riesiger Baum erwächst;

Sie ist aber der Ursprung für die sichtbaren Veränderungen im Leben des Menschen."

(Leo Tolstoi)

Dein Verstand ist das mächtigste Werkzeug, mit welchem du viel Gutes in einem Leben erschaffen kannst. Wenn der Verstand jedoch nicht „richtig" eingesetzt wird und sozusagen gegen dich arbeitet, kann er eine zerstörerische Kraft in deinem Leben sein. Gedankenkontrolle bedeutet, die Art und Weise zu beeinflussen, wie du dein Leben lebst.

Dein Geist, oder besser gesagt deine Gedanken, beeinflussen deine Wahrnehmung und somit deine Interpretation von Realität. Wenn diese 70.000 Gedanken pro Tag unproduktiv, selbstmissbräuchlich, problemorientiert und negativ sind, dann sind sie gewissermaßen reine Energieverschwendung.

Beim Grübeln läuft dein Verstand sozusagen Amok in deinem Kopf. Änderst du deine Gedanken, änderst du auch deine Gefühle und schaffst Frieden für dich selbst. Grübeln und negative Gedanken sind häufig symptomatisch. Nehmen die Gedanken Überhand, erschweren die andauernden Sorgen das Leben nachhaltig. Nett gemeinte Ratschläge von Freunden und Bekannten sind da meist nicht sonderlich hilfreich. „Denk einfach positiv" oder ähnliche Vorschläge nützen nichts. Erinnerst du dich an das Beispiel mit der lila

Kuh? Woran denkst du jetzt wieder? Doch nicht etwa an die lila Kuh?

Ja, unsere Gedanken haben Macht. Das habe ich jetzt schon öfter erläutert. Dieses kleine Beispiel zeigt noch einmal, WIE machtvoll sie sind. Statt Gedanken also zu unterdrücken oder zu ignorieren, sollten Strategien im Umgang mit dem Grübeln erarbeitet werden. Das heißt nichts anderes, als dass wir uns von negativen Gedanken befreien oder sie kontrollieren können. Was wir gewinnen, ist mehr Lebensfreude und Handlungsspielraum.

Die „Hausbesetzer" deines Verstandes

Beim Grübeln gibt es typische negative Gedanken, die immer und immer wieder durchgespielt werden. Genauso wie es typische Gedanken gibt, gibt es auch typische „Hausbesetzer." Damit ist der Teil deines Verstandes gemeint, der bei Grübelattacken die Kontrolle über deinen Geist übernimmt:

Der innere Kritiker. Das ist dein persönlicher Missbraucher, der davon lebt, die Worte andere Leute wiederhallen zu lassen. Es geht um Gedanken, die basierend auf den Erwartungen deiner eigenen oder anderer Menschen erstellt werden. Du vergleichst dich mit anderen Personen, einschließlich Personen aus den (sozialen) Medien.

Deine Interpretation erzeugt Selbstzweifel und Selbstbeschuldigung. Der innere Kritiker ist motiviert von Schmerz, geringem Selbstwertgefühl, mangelnder Selbstakzeptanz und mangelnder Selbstliebe.

Der Schwarzseher. Dieser lebt in der Zukunft – in einer Welt voll von „Was wäre wenn?". Die Motivation des Schwarzsehers ist Angst, welche oft irrational ist und keine Grundlage hat. Gelegentlich kann auch die Sorge mitspielen, dass das, was in der Vergangenheit passiert ist, wieder passieren kann.

Der Reaktor / Unruhestifter. Dies ist derjenige, der Ärger, Frustration und Schmerz auslöst. Diese Auslöser stammen häufig von nicht geheilten Wunden der Vergangenheit. Jede Erfahrung, die eng mit einer vergangenen Wunde zusammenhängt, wird den Unruhestifter in deinen Verstand bringen. Es reichen schon Worte, Gefühle, Geräusche oder sogar Gerüche. Der Reaktor hat keine genaue Motivation und eine schlechte Impulskontrolle.

Der Wiederkäuer. Der Wiederkäuer verstrickt sich in einem langanhaltenden Denkprozess mit sich wiederholenden Gedanken und Themengebieten. Der Fokus liegt hier auf der Vergangenheit oder aktuellen Ereignissen. Er beschäftigt sich stets mit dem „Warum?".

Der Schlafentzug. Hierbei kann es sich um eine Kombination aus einer beliebigen Anzahl verschiedener „Hausbesetzer" sein, einschließlich des Wiederkäuers, inneren Kritikers, Schwarzsehers und Unruhestifters. Häufig kommt dieser als Reaktion auf die Stille, gegen die er kämpft. Er beschäftigt sich mit den Dingen, die du tagsüber vernachlässigt hast, mit Selbstzweifeln, geringem Selbstwertgefühl, Unsicherheit und allgemeiner Angst.

Wie kann ich meine Gedanken kontrollieren?

„An was denkst du gerade?"

Menschen stellen sich die Frage für gewöhnlich in der Stille, zum Beispiel während sie gemeinsam Auto fahren. Die übliche Antwort der gefragten Person besteht häufig aus nur einem Wort:

„Nichts."

Natürlich entspricht das nicht der Wahrheit. Wir denken zu jeder Stunde, Minute und Sekunde. Wir haben viel im Kopf. In dem Moment der Frage dachten wir an das Gespräch mit dem Chef von gestern, an die Aufgabe, die wir noch fertigstellen müssen, an diese Werbetafel, die wir lächerlich finden, an die Tatsache, dass wir irgendwie Hunger haben und vielleicht sogar daran, warum wir uns gerade nichts zu sagen haben. Obwohl wir alle diese Sachen denken, fällt unsere Antwort sehr karg aus.

Was denkst du, warum wir so handeln? - Weil es in Wirklichkeit nicht so wichtig war. Wir ließen unsere Gedanken schweifen und zufälligerweise unterbrach uns jemand dabei. Die meisten Menschen sind sich ihrer Gedanken nicht bewusst. Gleichzeitig kann es aber passieren, dass eben diese Gedanken nicht folgenlos bleiben. Sie können depressiv, traurig, besorgt, ängstlich, enttäuscht, wütend, frustriert oder zweifelhaft werden. Ich habe es in der Einleitung des Kapitels schon kurz angemerkt: Gedanken steuern meistens, wie wir uns zu einem bestimmten Zeitpunkt fühlen. Es spielt keine Rolle, ob wir uns dieser Gedanken in dem Moment bewusst sind oder eben nicht.

Da die Gedanken beim Grübeln voller Selbstzweifel, Angst, Negativität, Frustration und vor allem nicht zielorientiert sind, wären also mit der Kontrolle über diese Gedanken alle deine Probleme verschwunden. Na ja, ganz so einfach ist es nicht, aber fast. Es ist tatsächlich möglich, dass du deine Gedanken kontrollieren und negative Denkmuster stoppen kannst. Durch die Verbannung toxischer Gedanken aus deinem Verstand kannst du auch deine Gefühle besser kontrollieren.

1. Identifiziere deine Gedanken

Um deine Gedanken zu identifizieren, ist es leichter, sozusagen von hinten nach vorne zu arbeiten. Beginne damit, wie du dich fühlst und arbeite rückwärts. Jedes Gefühl, das du hast, ist das direkte Ergebnis eines Gedankens. Wenn du dich ängstlich fühlst, dann stell dir die Frage: Warum habe ich Angst?

Vielleicht fürchtest du dich vor einem Projekt oder einem Meeting. Vielleicht musst du jemanden entlassen oder dich mit dem Schulleiter deines Kindes treffen. Finde heraus, was dich nervös und ängstlich werden lässt. Geh dann einen Schritt weiter. Hast du vorher eine ähnliche Situation erlebt und schlechte Erfahrungen damit gemacht? Hast du eine Frist verpasst? Hast du vergessen, deinem Kind etwas mitzugeben? Hast du von deinem Vorgesetzten schlechtes Feedback erhalten? Was ist es, das dich ängstlich macht? Du musst die Grundursache identifizieren. Das Ereignis, welches dich in Furcht versetzt, ist meistens nicht die Grundursache für den emotionalen Zustand.

Beispiel:

Angst vor einem Meeting (Ereignis) vs. In einem Meeting eine Meinungsverschiedenheit gehabt (Ursache, schlechte Erfahrung)

2. Schreibe deinen mentalen Film auf

Die meisten Menschen haben negative (und niemals positive) Gedankenschleifen im Kopf – also mentale Filme oder Schallplatten, die sich immer wieder abspielen. Wenn eine aktuelle Situation uns an eine frühere Situation erinnert, neigen wir dazu, diesen Film oder diese Schallplatte rauf und runter zu spielen. Selbst dann, wenn wir inzwischen mehrmals erfolgreich in vergleichbaren Situationen waren. Es ist immer wieder die Enttäuschung, zu der unser Geist zurückkehrt.

Schreibe diesen mentalen Film, der sich immer und immer wieder vor deinem geistigen Auge abspielt, auf. Warum? Ganz einfach: Du möchtest ihn nicht mehr in deinem Kopf haben. In deinem Verstand bekommt der Film zu viel Kraft, denn du fütterst ihn. Dort ist das Problem also größer, als es in Wirklichkeit ist. Schwarz auf weiß sind diese negativen Gedanken nur noch halb so beängstigend, denn du gewinnst eine gewisse Distanz zu ihnen, indem du sie aus deinem Kopf auf ein Blatt Papier verbannst.

Der Fachbegriff dafür lautet Dissoziation. Sich von einem Ereignis zu distanzieren bedeutet, sich von der Position der ersten Person (Du selbst) im Gedächtnis zu entfernen. Es handelt sich dabei um das Gegenteil von Assoziation:

Wenn ich jetzt sage, dass du an eine schmerzhafte Zeit in deiner Vergangenheit zurückdenken sollst und zwar so, als würde es im Moment passieren, dann würdest du dich sofort in diese Situation zurückversetzen. Zusammen mit diesen Gedanken würden Emotionen in dir hochkochen: Du würdest dich frustriert, depressiv, wütend usw. fühlen. Das passiert, wenn wir grübeln. Wir spielen diesen schmerzhaften Film ab, mit uns als Hauptrolle.

Wenn du diese Gedankenschleife aufschreibst, also was passiert ist, was gesagt wurde, was gefühlt wurde, dann wirst du nicht mehr direkt mit Schmerz in Verbindung gebracht. Du kannst einen Schritt zurücktreten und von außen auf die Situation blicken. Außerdem gibst du diesen negativen Gedanken damit weniger Macht über dich.

3. Die Lüge identifizieren

Wie war das? Unser Verstand hat kluge Möglichkeiten, uns von Sachen zu überzeugen, die nicht der Wahrheit entsprechen. Hinter jedem Grübeln, also jedem Gedankenkreis oder mentalen Film, wenn du so willst, steckt eine Lüge über uns selbst. Ein wichtiger Schritt in der Kontrolle deiner Gedanken besteht darin, zu identifizieren, was die Lüge ist.

„Ich bin wertlos“

„Ich kann nichts"

„Ich bin ein Versager"

Diese oder ähnliche Vermutungen können sich als Lüge entpuppen. Vielleicht hat dir jemand gesagt, dass du dumm bist oder dass du niemals einen Partner finden wirst. Diese Gedanken sind logisch betrachtet nicht wahr. In dem Moment, in dem du denkst „Ich kann nichts", fokussierst du dich auf alle Situationen deines Lebens, in denen du etwas nicht gekonnt hast. Du blendest aus, was du alles kannst oder erfolgreich gemacht hast. Identifiziere diese Lüge und schreibe sie neben das Drehbuch deines mentalen Filmes.

4. Erkenne die Wahrheit

Die einzige Möglichkeit, eine Lüge zu bekämpfen, ist die Wahrheit zu präsentieren. Was ist die Wahrheit über dich? Du könntest mit deinem Freund darüber reden oder dich mit Beratern austauschen. Versuche, dich auf Perspektiven von Außenstehenden zu verlassen, denn du selbst bist eventuell nicht in der Lage zu erkennen, was du alles kannst und bist. Dieser Findungsprozess kann einige Zeit in Anspruch nehmen. Bitte habe Geduld. Niemand kann von heute auf morgen alles verändern. Wichtig ist nur, dass du die Wahrheit findest— auch wenn du ihr noch nicht glauben möchtest.

Schreibe die Wahrheit anschließend neben die Lüge. Wähle dafür eine positive Formulierung. Anstatt zu schreiben: „Ich bin kein Versager.", schreibe lieber: „Ich bin erfolgreich und habe schon viele großartige Dinge erreicht." Dabei hilft es dir persönlich weiter, wenn du die Wahrheit mit einer aktuellen Situation verknüpfst. Denk an ein reales Ereignis in deinem Leben, wo du etwas geschafft hast.

Beispiel:

Du hast ein Treffen mit deinem Chef und fürchtest dich davor. Normalerweise ist es jetzt hilfreich, an ein GUTES vergangenes Gespräch mit deinem Chef zu denken. Wenn du noch nie ein großartiges Treffen mit ihm hattest (das ist sehr unwahrscheinlich, aber gehen wir mal davon aus), dann denk an etwas Ähnliches. Denk an ein Treffen mit jemanden in einer Machtposition, welches gut gelaufen ist.

Das kann der Trainer deiner Sportgruppe sein, ein Lehrer, Professor oder ein Vorgesetzter aus einem früheren Job. Es spielt keine Rolle, um wen genau es sich handelt. Ziel ist es, dir selbst zu beweisen, dass du mit einem Menschen in einer Machtposition erfolgreich kommunizieren kannst. Fokussiere dich in deinen Gedanken auf das Treffen.

Wie hast du dich währenddessen gefühlt? Was hast du gedacht? War es unbeschwert? Produktiv? Wie und auf welche Weise war es erfolgreich? Das kann etwas ganz Banales sein. Vielleicht wolltest du mit deinem Trainer besprechen, dass du lieber eine andere Übung machen möchtest (Erfolg).

Verwende diese Erinnerung, um die Wahrheit zu bekräftigen, die du in Schritt 4 herausgefunden hast. Vielleicht musst du auch einen Schritt zurückgehen und den Text über deine Wahrheit überarbeiten, das ist okay.

Kombiniere nun die Wahrheitserklärung, deine Gefühle und deinen Erfolg des vorherigen Ereignisses und stell dir vor, dass diese Kombination mit dem Ablauf deines bevorstehenden Treffens übereinstimmt. Fühle das Vertrauen, das du nun hast, wenn du ins Büro gehst. Lächle, wenn du die Hand deines Vorgesetzten schüttelst und spüre die Ruhe in deinem Herzen und deinen Gedanken, wenn du Themen ansprichst.

Dieses Beispiel lässt sich natürlich auf jede andere Situation übertragen. Egal, was das Grübeln bei dir auslöst, es wird immer Situationen geben, die du vorher gut gemeistert hast – auch wenn diese auf einer anderen Basis stattfanden.

Diese Übung hilft dir dabei, deine Gedanken zu kontrollieren. Das hilft übrigens nicht nur, um negative Gedanken zu stoppen. Du kannst dadurch auch positive Gedanken verstärken oder erhöhen.

Übungen

Negative Gedanken akzeptieren

Nach aktuellem Wissensstand ist es nicht zielführend, Gedanken zu ändern. Was du aber ändern kannst und solltest, ist dein Umgang mit negativen Gedanken. Wie in den vier Schritten des Abschnittes „Negative Gedanken stoppen" erklärt, solltest du deine Gedanken identifizieren, akzeptieren und anschließend differenziert betrachten bzw. mit Tatsachen vergleichen (Lüge vs. Wahrheit).

Wenn du das mit allen Gedanken machst, wirst du schnell merken, dass deine Gedanken häufig übertrieben sind und ständiges Nachdenken darüber nicht sinnvoll und schon gar nicht lösungsorientiert ist.

Trigger identifizieren

Der erste Schritt, um den Kampf gegen deinen inneren Kritiker anzutreten, besteht darin, herauszufinden, wann er spricht. Bei welchen Situationen verfängst du dich in Gedankenschleifen? Welche kleinen oder großen Auslöser sind für den zermürbenden Dialog in deinem Kopf verantwortlich? Unter welchen Umständen treten die negativen Gedanken auf? Es ist wichtig, die Situationen zu identifizieren.

Gibt es ganz bestimmte Situationen, bei denen dein Gedankenkarussell ganz automatisch die Fahrt aufnimmt? Das können ganz unterschiedliche Lebensbereiche sein. Vielleicht passiert es immer dann, wenn du auf dem Weg zu

Arbeit bist oder während der gemeinsamen Zeit mit deinem Partner. Beschränke dich zunächst auf einen Bereich, das macht es für dich leichter. Langsame Fortschritte sind besser, als schnelle Rückschritte.

Am besten schreibst du die Situationen, die bei dir das Grübeln auslösen, einfach auf. Auf diese Weise lernst du deine Automatismen besser kennen.

Beispiel:

Auf dem Weg zur Arbeit bin ich im Treppenhaus einem neuen Nachbarn begegnet. Dieser Mensch grüßte mich und ich grüßte zurück. Direkt im Anschluss habe ich meine Reaktion hinterfragt. Wie habe ich gewirkt? Habe ich zu verdutzt geschaut? Hätte ich ein Gespräch anfangen sollen? Hätte ich stehen bleiben sollen? Hat mich mein neuer Nachbar jetzt für unfreundlich oder komisch gehalten?

Hier hörst du auf. Du hast den Bereich identifiziert. Sage dir einfach: „Aha, wenn ich fremden Menschen über den Weg laufe, dann werde ich nervös und fühle mich unsicher."

Bei dieser Übung geht es nicht darum, etwas zu verändern. Es geht vielmehr darum, herauszufinden, bei welchen Situationen du in den Gedankenstrudel gezogen wirst.

Negative Gedanken symbolisch entsorgen

Diese Übung lässt sich gut mit den anderen vereinbaren. Es geht auch hier darum, dich bewusst von diesen Gedanken zu distanzieren.

1. Schreibe einen negativen Gedanken auf einen Zettel (Jeder Gedanke soll einen eigenen Zettel bekommen)

2. Lies ihn dir noch einmal durch

3. Geh zum Papierkorb und schmeiß den Zettel weg

4. Falls dir das nicht reicht, zerreiß den Zettel vorher und verstärke den Effekt

Die negativen Gedanken symbolisch zu entsorgen ist simpel und doch sehr effektiv. Du kannst dich auf diese Weise für einen Moment aus dem Gedankenkreisel befreien.

Negative Gedanken in positive umwandeln

Hierbei geht es um eine schriftliche Übung, die dir dabei helfen soll, grundsätzlich etwas an deinem Denken zu verändern. So wie negative Gedanken in deinem Gehirn Synapsen schaffen können, die deine Art zu denken grundlegend verändern können, so funktioniert das Ganze auch andersrum. Es geht darum, ein Bewusstsein für positive Gedankengänge zu erlernen. Finde Alternativen oder Ergänzungen zu negativen Gedanken.

Bitte sei geduldig, denn du wirst dein Gehirn nicht über Nacht umprogrammieren können. Das ist eine leichte Übung, die du zum Beispiel abends vor dem Schlafengehen durchführen könntest. Überlege, welcher negative Gedanke dir heute kam und durch welche Aussage du diesen ersetzen könntest.

Beispiel:

Negativer Gedanke	Positives Denken
Das habe ich noch nie gemacht.	Das ist eine Gelegenheit, etwas Neues zu lernen.
Das ist zu kompliziert.	Ich könnte das Problem mal aus einem anderen Blickwinkel heraus angehen.
Ich bin zu faul.	Ich konnte es bislang nicht in meinen Zeitplan integrieren, aber ich kann einige Prioritäten überprüfen.
Das wird auf keinen Fall funktionieren.	Ich kann versuchen, es zu reparieren / zum Laufen zu bringen.
Die Veränderung ist zu radikal.	Ich kann versuchen, ein kleines Risiko einzugehen.
Ich kann es nicht besser.	Ich werde es noch einmal versuchen.
Ich bin kein guter Mensch.	?
Ich habe immer Pech.	?
Niemand kann mich leiden.	?

Stress, und wie wir damit umgehen können

„Stress ist wie ein Gewürz – die richtige Menge bereichert den Geschmack eines Gerichts. Zu wenig lässt das Essen fade schmecken, und zu viel schnürt einem den Hals zu."

(Donald A. Tubesing)

Was ist Stress überhaupt?

Evolutionär bedingt diente Stress einst dazu, das eigene Überleben zu sichern. Der Körper unserer Vorfahren wurde bei Gefahr in eine Art Alarmbereitschaft versetzt. Durch diesen Instinkt beschleunigten sich Atmung und Puls, die Muskeln spannten sich an und die Pupillen erweiterten sich. Gleichzeitig verlangsamte sich die Tätigkeit der Verdauungs- und Geschlechtsorgane. Wie bei einem Wildtier, das auf der Jagd seiner Beute auflauert, machte sich der Körper wortwörtlich sprungbereit. Das Großhirn, welches präziser, aber dafür langsamer arbeitet, wurde abgeschaltet, sodass die Reaktionen schneller und instinktiver erfolgen konnten.

Im Grund sind diese körperlichen Reaktionen auf Stress heutzutage mit denen von damals zu vergleichen. Tatsächlich ist Stress gewissermaßen auch heute noch überlebenswichtig. Durch ihn laufen wir zu Hochform auf oder können in Notsituationen unser Leben retten. Im Gegensatz zu den früheren Auslösern (Hunger, Kälte, Gefahr), sind heute jedoch vermehrt Konflikte, Schicksalsschläge, Zeit- oder Leistungsdruck und andere Reizüberflutungen für einen erhöhten Stresspegel verantwortlich. In den seltensten Fällen benötigen wir Stress, um unser Leben zu retten.

Stress kann auch im Kopf entstehen und nicht nur durch Einflüsse von außen. Permanentes Sorgenmachen oder auch Angstzustände sind Stressoren, die du sozusagen selbst zu verantworten hast. Beim Thema Grübeln macht der Stress demnach keinen Unterschied, ob es sich um berechtigte Sorgen oder unberechtigte Sorgen handelt.

Egal wie und auf welche Weise Stress entsteht, er beeinflusst unseren Körper oder besser gesagt den Stoffwechsel unseres Körpers. Die erste körperliche Reaktion auf Stress ist die Freisetzung der Nervenbotenstoffe (Stresshormone) Adrenalin, Noradrenalin und Kortisol. Durch die Hormone erhöht sich der Blutdruck, der Herzschlag und der Blutzuckerspiegel. Die Konzentration deiner Magensäure steigt und dein Gehirn sowie auch deine Muskeln werden mit mehr Blut und Sauerstoff versorgt. Ergo: Du bist energiegeladen.

Wie schon erwähnt, hatte das bei unseren Vorfahren auch einen Sinn – und in einem gewissen Maß auch heute noch. Tatsächlich kann Stress sogar positiv sein. Wenn dieser Zustand jedoch für eine längere Zeit anhält, übersäuert unser Blut. Damit der Körper in den Normalzustand zurückversetzt werden kann, fangen die Verdauungsorgane wieder an zu arbeiten. Allerdings passiert dieser Vorgang bei gleichbleibend hoher Konzentration der Stresshormone. Das Ergebnis ist eine Reihe körperlicher Beschwerden. Neben Schwächung der Schilddrüse und Geschlechtsorgane, haben

Entzündungen im Körper leichtes Spiel und auch unser Immunsystem wird davon in Mitleidenschaft gezogen.

Dauert der Stress noch länger an und kann nicht ausgeglichen werden, reagiert der Körper mit Kopf-, Genick- und Rückenschmerzen. Auch Magenschmerzen oder Sodbrennen, Blähungen und Verstopfungen können die Folge sein. Im schlimmsten Fall kann es zu schweren Herz-Kreislauf-Erkrankungen, Nierenerkrankungen, Stoffwechselstörungen, Allergien und eben auch zu psychischen Störungen bis hin zu schweren Depressionen kommen. Letztere sind der Grund, warum ich hier so genau auf Stress eingehe.

Viele Menschen unterschätzen Stress und dessen immense Wirkung auf unseren Körper und Geist. Tatsächlich aber ist Stress bei 70 Prozent aller Krankheiten als eine der Ursachen zu nennen. Grübeln, so viel steht fest, verursacht bei jedem Menschen Stress.

Destruktive Gedanken als Ursache für Stress

„Das Glück deines Lebens hängt von der Beschaffenheit deiner Gedanken ab.“

(Mark Aurel)

Stress kann nicht nur durch destruktive Gedanken entstehen. Stressige Situationen können auch dazu verleiten, überhaupt erst auf destruktive Denkweisen zurückzugreifen – ein Teufelskreis, der auch noch unser Leben beeinflusst. Daher ist es wichtig, diese Denkmuster zu vergegenwärtigen und durch förderliche Gedanken auszutauschen.

„Das kann doch nicht wahr sein!", ist zum Beispiel so ein destruktiver Gedanke, den wohl jeder kennt. Durch diesen kleinen Satz kann es passieren, dass du dich von der Realität entfernst und dich in Ärger und Frust verlierst. Du grübelst und fragst dich „Warum passiert das ausgerechnet mir?" oder ähnliches und schon verstrickst du dich in negativen Überzeugungen über dich selbst.

Eine echte Alternative wäre, die Realität anzunehmen und dadurch Stress zu minimieren. Negative Gedanken sind nicht zielführend und verzerren die Wahrnehmung. Die Gefahr? Da dein Verstand im Alltag immer wieder die Bestätigung für deine negativen Ansichten sucht, werden deine destruktiven Denkmuster zunehmend verstärkt. So schaffst du es, die Realität anzunehmen:

1. Erkenne deine destruktiven Denkweisen

Diesen Teil des Prozesses hast du in gewisser Weise schon einmal gemacht. Jetzt ist bloß wichtig, dich konkret auf einen Gedanken zu konzentrieren. Meistens handelt es sich dabei um subtile Gedanken, die wir unbewusst und automatisch denken.

Beispiel: „Ich habe immer nur Pech"

2. Nimm die Gedanken wahr und akzeptiere sie

Auch dieser Teil ist dir nicht unbekannt. Wir gehen jetzt aber einen Schritt weiter: Sag „Hallo“ zu diesem Gedanken in deinem Geist. Versuche, nicht dagegen anzukämpfen, denn so setzt du dich nur selbst unter Druck. Es ist auch wichtig, dass du dich für den destruktiven Gedanken nicht verurteilst.

Nimm ihn einfach hin und sag zu dir selbst: „Aha, jetzt habe ich also einen (destruktiven) Gedanken.“ Das Wort „destruktiv“ ist deswegen in Klammern gesetzt, weil du den Gedanken eigentlich nicht bewerten sollst. Aktuell geht es nur darum, ihn wahrzunehmen. Er ist sozusagen weder positiv noch negativ – du allein entscheidest das, denn nur du bewertest ihn.

3. Hinterfrage deinen destruktiven Gedanken

Dieser Schritt ist ähnlich dem der Identifizierung der Lüge. Jetzt sollst du den Gedanken aber wirklich im Detail hinterfragen.

Frage dich:

Stimmt das, was ich denke?

Was bringt es mir, diesen Gedanken zu haben?

Gibt es eine andere Perspektive?

Kann ich den Gedanken aus einem anderen Blickwinkel betrachten?

Welche Gründe fallen mir ein, die den Gedanken relativieren?

Beispiel:

Stimmt es wirklich, dass ich immer nur Pech habe?

Eigentlich bringt mir der Gedanke nichts.

Ja, ich hatte schon oft Pech, aber dafür geht 90 Prozent des Tages alles gut.

Ich habe nicht immer nur Pech, gestern ist mir das Taxi nicht vor der Nase weggefahren.

4. Finde einen Alternativgedanken

Denk an eine Situation, in der du Glück hattest oder nichts schiefgegangen ist. Das kann etwas ganz Konkretes sein oder mehrere Ereignisse.

„Na gut, heute hatte ich vielleicht Pech. Gestern war dafür ein guter Tag."

Das hilft dir dabei, zu erkennen, dass manche destruktiven Gedanken nicht wahr sind.

5. Übertrage den Alternativgedanken auf den Alltag

Wenn du wieder einmal denkst, dass du vom Pech verfolgt bist, dann erkenne den Gedanken und nimm ihn an. Vor allem aber solltest du ihn nicht ernstnehmen, denn du weißt ja jetzt, dass der Gedanke im Grunde nicht stimmt. Du hast nicht IMMER Pech, du hast meistens Glück oder führst ein normales Leben. Pech ist ein marginaler Teil davon, der kaum Beachtung verdient.

Stressoren minimieren

„Der Hauptgrund für Stress ist der tägliche Kontakt mit Idioten."

(Albert Einstein)

...und manchmal sind wir selbst diese Idioten.

Wir leben in einer Welt, die immer schneller und komplexer abläuft. Daher ist von uns immer mehr Resilienz gefordert. Das heißt, dass wir unsere individuelle Stressbelastbarkeit deutlich erhöhen müssen, damit wir als leistungsfähiges Individuum hier bestehen können.

Als Stressoren werden dabei die Dinge bezeichnet, die bei uns Stress auslösen. Diese Reize werden von uns jedoch unterschiedlich beurteilt. Was für den einen Menschen schon Stress auslöst, kann den anderen entspannen. Gerade Menschen, die sowieso schon psychisch angeschlagen sind oder mit anderen „Dämonen" zu kämpfen haben, haben eine niedrige Resilienz (Stressbelastbarkeit). Das ist auch bei Grüblern zu beobachten.

Prinzipiell können die Reize aus zwei verschiedenen Richtungen kommen. Es gibt die sogenannten inneren und äußeren Stressoren. Während wir auf die äußeren kaum einen Einfluss haben (passiver Stress), entstehen die inneren Reize aus unseren eigenen Überzeugungen und Bewertungen.

Äußere Stressoren (Reize, die wir von außen wahrnehmen):

- Lärmbelästigung
- Ständige Erreichbarkeit
- Zeitdruck
- Hoher Leistungsdruck
- Häufige Überstunden
- Anhaltende Finanzprobleme (Schulden)
- Umweltschäden
- Cybermobbing
- Ständiges Multitasking
- Verlust einer nahestehenden Person

Innere Stressoren (Reize, die von uns selbst ausgehen):

- Hohe Ansprüche
- Unerfüllte Wünsche
- Oberflächlichkeit in Beziehungen
- Perfektionismus
- Geringe Belastbarkeit
- Angst
- Sorgen
- Minderwertigkeitsgefühle

Beim Grübeln sind vor allem die inneren Stressoren ausschlaggebend. Gerade Reize wie Sorgen, Minderwertigkeitsgefühle und Angst machen den Grüblern sehr zu schaffen. Da Grübeln aber auch durch anderen Stress ausgelöst werden kann und die Ursache aus einer Verkettung vieler Ereignisse besteht, sollten möglichst alle Stressoren ernstgenommen und reduziert werden.

Die meisten Stressoren sind jedoch nichts anderes als Reaktionen auf unsere Gedanken und Gefühle. Auch die Art und Weise, wie wir mit bestimmten Situationen und Dingen umgehen, zählt dazu. Wenn diese inneren Reize negativ auf uns wirken, können wir sie durch das Erlernen anderer Verhaltensmuster ausschalten oder umwandeln. Äußere Stressoren dagegen müssen möglichst minimiert oder neutralisiert werden.

Stressoren minimieren: Äußere Reize

1. Identifiziere die externen Stressoren deines Alltags

Einsicht ist der erste Weg zur Besserung. Deswegen kommt dieser Punkt auch immer wieder an erster Stelle: Identifikation. Gemeint sind jetzt Dinge, Menschen oder Abläufe, die du nur passiv erlebst und erstmal nicht aktiv beeinflussen kannst. Nimm dir wieder einen Zettel und einen Stift und notiere äußere Reize, die bei dir Stress auslösen.

Beispiel:

- Jeden früh fährt mir das Taxi vor der Nase weg

- Die Arbeit macht mir keinen Spaß. Es geht hektisch zu und ich habe so viel zu tun. Das ist keine Dauerlösung, aber ich bin auf das Geld angewiesen.
- Die Kaffeemaschine ist schrecklich laut.
- Meine Arbeitskollegin ist eine furchtbare Person.

Es ist wichtig, dass du hierbei ehrlich und radikal bist. Schreibe jedes noch so kleine Detail auf. Du musst wirklich identifizieren, was dich in irgendeiner Weise stresst – auch wenn es dir noch so lächerlich vorkommen mag.

2. Umwandlung der Stressoren

Wie schon erwähnt, müssen äußere Stressoren umgewandelt oder neutralisiert werden. Nachdem du diese Reize identifiziert hast, denk in Ruhe darüber nach, welche dich im Leben weiterbringen und auf welche du gänzlich verzichten könntest. Deine konkrete Aufgabe ist es, herauszufinden, wie du mit möglichst vielen dieser Stressoren umgehen kannst.

Beispiel:

- Ich kann mit einem anderen öffentlichen Verkehrsmittel oder mit dem Fahrrad fahren, damit ich auf das Taxi nicht angewiesen bin, oder?
- Kann ich meinen Job oder wenigstens die Abteilung wechseln und somit ein weniger hektisches Umfeld haben?
- Könnte ich vielleicht auf Kaffee verzichten oder es mir leisten, ein neues Gerät zu kaufen?

- Ich kann das Büro oder wenigstens den Arbeitsplatz wechseln. Ich kann mich mit meiner Arbeitskollegin aussprechen und ihr meine Meinung sagen, oder?

Es geht letzten Endes darum, so viele Reize wie möglich zu umgehen. Mit Sicherheit gibt es einige Dinge, die du aktiv umwandeln oder neutralisieren (aus dem Weg gehen) kannst.

Stressoren minimieren: Innere Reize

1. Selbstakzeptanz schaffen

Werde dir bewusst, dass deine Sicht auf dich und die Welt die Auslöser deines Stresses sind. Du allein bist für diese Situation verantwortlich und du selbst kannst es auch da rausschaffen. Du weißt bereits, welche Macht deine Gedanken haben. Damit bist du selbst der wichtigste Schlüssel zur Heilung.

2. Überprüfe deine inneren Werte und Überzeugungen

Deine Grundüberzeugungen haben sich meist durch Erziehung oder Erfahrung entwickelt, aber manche hast du einfach von Geburt an. Stimmen deine inneren Werte nicht mit deinem Alltag überein, kommt es grundsätzlich zu Stress.

Beispiel:

- Ich bin nur etwas wert, wenn ich genügend leiste
- Ich werde nur geliebt, wenn ich perfekt bin
- Ich finde nur einen Partner, wenn ich schlank bin
- Ich werde nur anerkannt, wenn ich einen Porsche fahre (Statussymbole)

- Ich werde nur akzeptiert, wenn ich funktioniere

Welche dieser Grundüberzeugungen lösen Stress aus? Geh in dich und versuche herauszufinden, welche Überzeugungen nicht mit deinem Leben übereinstimmen.

3. Abbau der ungünstigen, inneren Überzeugungen

Nachdem du herausgefunden hast, welche inneren Werte dir das Leben schwer machen, solltest du diese entweder überwinden oder lernen, dein Leben damit zu vereinbaren. Es ist schwer, aber nicht unmöglich, neue Denkmuster zu entwickeln.

Beispiel:

- Ich habe schon viel geleistet, also bin ich etwas wert. Ich darf mir auch mal eine Pause gönnen
- Ich muss nicht perfekt sein. Es gibt Menschen, die lieben mich so, wie ich bin
- Auch mit 1-2 kg zu viel sehe ich gut aus und werde einen Partner finden.

Wenn du Perfektionist bist, dann kann ein Teilerfolg auch darin bestehen, dass du eine Aufgabe überhaupt fertig gemacht hast. Das Resultat ist dabei unwichtig. Du hast es zu Ende gebracht und das ist mehr als die meisten machen würden. Kleine Schritte zum Erfolg!

Es gibt natürlich auch Stressoren, die du nicht einfach so aus dem Weg räumen kannst. Darunter zählt zum Beispiel der Verlust eines geliebten Menschen oder auch finanzielle

Probleme. Das sind Dinge, die unumgänglich sind. Darin liegt aber irgendwie der Schlüssel: Sie sind unumgänglich, also akzeptiere sie. Dabei kann dir eine Umstrukturierung deiner Denkweise helfen.

Beispiel:

- Ich habe Schulden

  → Die Schulden zeigen mir, dass man mit Geld gut umgehen muss

- Meine Mama ist gestorben

  → Das ist das schlimmste Gefühl. Es trifft mich hart und unvorbereitet. Die Trauer droht mich aufzufressen. Aber es gibt Menschen, auf die ich mich in dieser schweren Lebensphase verlassen kann. Das stärkt den Zusammenhalt.

Tipp:

Sieh die inneren und äußeren Stressoren erst einmal als Einladung. Du allein kannst entscheiden, ob du diese Einladung annehmen möchtest oder nicht. Sagst du „Ja“ und reagierst mit Stress oder sagst du „Nein“ und lässt dich nicht stressen? Stress besteht aus der individuellen Bewertung heraus. Versuch so oft es geht, die Stress-Einladung nicht anzunehmen.

Stressbewältigung

„Entspannung ist der Schlüssel zum Erfolg.“

(Joseph Murphy)

Positives Denken hilft dir beim Stressmanagement und trägt damit erheblich zur Verbesserung deiner Gesundheit bei. Positives Denken bedeutet nicht, dass du die schlimmen Ereignisse deines Lebens ignorieren sollst. Viel mehr heißt es, dass du Unangenehmes positiver oder produktiver betrachtest und angehst. Eigentlich ist das ganz simpel. Du sollst davon ausgehen, dass das Beste passieren wird und nicht das Schlimmste.

Wie wir bereits wissen, beginnt ein positiver Denkprozess beim Selbstgespräch im Kopf. Der innere Kritiker in dir, der endlos unausgesprochene Gedanken zum Besten gibt, ist meist negativ eingestellt. Wenn deine Gedanken positiv wären, würdest du vermutlich nicht das Buch lesen. Ein Teil deines Selbstgespräches beruht auf Logik und Vernunft. Leider ist dies nur ein kleiner Teil, denn der Rest ergibt sich aus falschen Vorstellungen, die du aufgrund von fehlenden Informationen hast.

Die gesundheitlichen Vorteile von positiven Denkprozessen:

- Höhere Lebenserwartung
- Weniger Depressionen oder depressive Phasen
- Stärkeres Immunsystem (weniger Erkältungen)
- Allgemein besseres psychisches und physisches

Wohlbefinden

- Bessere kardiovaskuläre Gesundheit und ein vermindertes Risiko, an einer Herz-Kreislauf-Erkrankung zu sterben

Vermutlich wird deine Gesundheit durch positive Denkstrukturen deshalb so positiv beeinflusst, weil du dadurch besser mit Stress umgehen kannst. Du findest schnellere und effektivere Stressbewältigungsstrategien. Da Stress und Gesundheit miteinander in Bezug stehen, bedeutet weniger Stress automatisch eine Verbesserung deines Wohlbefindens. Und nicht nur das, wie wir schon wissen, nimmt Stress auch Einfluss auf Grübelattacken. Vereinfacht ausgedrückt:

Weniger Stress = weniger gesundheitliche Probleme = weniger Angst = weniger Grübeln.

Die einzelnen Attribute lassen sich beliebig austauschen.

Letzten Endes steht also alles miteinander im Zusammenhang. Damit das Grübeln aufhört, solltest du weniger Stress haben oder dir weniger Stress machen. Das wiederum erreichst du durch eine gute Stressbewältigung. Hierbei geht es vor allem um Entspannung. Jeder Mensch hat nämlich nur eine begrenzte Energie und diese muss ab und zu wieder aufgetankt werden. Ein effektives Stressmanagement hilft dir dabei, glücklicher, gesünder und produktiver zu werden.

Damit der Druck verringert und die Kontrolle zurückgewonnen werden kann, gibt es einige bewährte Maßnahmen. Bei der Stressbewältigung kann es jedoch nie eine Einheitslösung geben. Es ist wichtig, dass du experimentierst und herausfindest, was für dich am besten funktioniert.

Im Schritt „Stressoren minimieren" hast du die Quelle für Stress schon erfolgreich identifiziert. Das ist keine leichte Aufgabe, denn neben offensichtlichen Dingen wie Jobwechsel, Umzug oder Scheidung können auch kompliziertere Ursachen für chronischen Stress verantwortlich sein, so zum Beispiel deine Gedanken.

Tipp 1: Bewegung

Wenn du gestresst bist und deine Gedanken kreisen, ist Sport vermutlich das letzte, worauf du Lust hast. Aber körperliche Aktivität lenkt dich nicht nur ab, es hilft auch ungemein beim Stressmanagement. Dein Gehirn wird nämlich gezwungen, für Betätigung Platz zu machen und hat keine Zeit mehr, intensiv zu grübeln.

Du musst dafür nicht stundenlang in einem Fitnessstudio aktiv und auch kein großartiger Sportler sein. Es geht nur um ein paar Übungen, die Endorphine freisetzen und dir somit ein gutes Gefühl verleihen. Den größten Nutzen ziehst du, wenn du für mindestens 30 Minuten trainierst. Noch besser wäre es, wenn du regelmäßig Sport treibst. Sicher hörst oder liest du das nicht zum ersten Mal und ich weiß, wie nervig es sein kann, ständig daran erinnert zu werden. Was du aber vielleicht nicht weißt: Du musst nicht 30 Minuten am Stück trainieren und du kannst kleine Übungen in deinen Alltag einbauen. Hier sind ein paar kreativere Ideen:

- Mach Musik und tanze einfach herum (Tanze den Kopf frei)
- Laufe zum Einkaufen oder fahr mit dem Fahrrad
- Parke dein Auto soweit es geht von deiner Wohnung / deinem Haus weg
- Spiele aktivitätsbasierte Videospiele
- Spiele Tischtennis, Minigolf oder andere Ballspiele, die sich nicht in erster Linie wie Sport anfühlen
- Geh am Wochenende mal wandern (zusätzlicher Pluspunkt: Die Kraft der Natur)
- Denk dir eine Tanzperformance bei alltäglichen Aufgaben aus (Staubsaugen, Staubwischen, Putzen)

Der Trick dabei ist, dass du Spaß an der körperlichen Betätigung hast. Versuche außerdem während des Trainings auf deinen Körper und deine emotionalen / psychischen Empfindungen zu achten. Konzentriere dich zum Beispiel auf deine Atmung, die im Einklang mit deinen Bewegungen ist oder beobachte, wie sich die Luft oder das Sonnenlicht auf deiner Haut anfühlen. Das sind kleine Achtsamkeitsübungen, mehr dazu findest du in den nächsten Kapiteln.

Einige Studien belegen, dass Ausdauersportarten einen besonders guten Einfluss auf die Psyche (Grübeln, Angst) haben. Doch egal, für was du dich entscheidest: Übernimm dich dabei nicht. Denn das setzt dich nur unter zusätzlichen Druck. Versuche zu Beginn doch mal, einen festen Tag in der

Woche für Sport festzusetzen.

Tipp 2: Nimm dir Zeit für Spaß und Entspannung

Über eine positive Einstellung hinaus kannst du Stress in deinem Leben erfolgreich reduzieren, indem du dir ausreichend Zeit für dich nimmst. Vergiss niemals deine eigenen Bedürfnisse, auch wenn das in deinem Leben oder deiner Situation gerade schwer sein sollte. Sich um sich selbst zu kümmern ist eine Notwendigkeit, kein Luxus. Wenn du dir regelmäßig Zeit für Spaß und Entspannung nimmst, kannst du deine Resilienz erfolgreich erhöhen.

- Plane dir „Ich-Zeit" ein und vermerke diese Zeit in deinem Kalender. Lass in dieser Zeitspanne keine anderen Verpflichtungen zu. Das ist deine Möglichkeit, um eine Pause von sämtlicher Verantwortung einzulegen und deine Batterie aufzuladen.

- Mach jeden Tag etwa, das dir Spaß macht. Nimm dir mindestens 10 Minuten Zeit für Freizeitaktivitäten, die dir Freude bereiten, egal, ob du die Sterne beobachten, Klavier spielen oder etwas Basteln möchtest.

- Versuche so oft es geht zu lachen (auch über dich selbst)

- Probiere Entspannungstechniken wie Yoga, Meditation und tiefes Atmen (mehr dazu im weiteren Verlauf des Ratgebers). Diese stellen das Gegenteil der

Kampf-, Flucht- oder Mobilisierungsstressreaktion dar. Dein Körper und dein Geist werden dadurch ruhig und zentriert.

Tipp 3: Verwalte deine Zeit besser

Schlechtes Zeitmanagement ist ein typischer Auslöser für viel Stress.

- Überbeanspruche dich nicht
- Vermeide es, viele Dinge hintereinander zu planen (häufig wird die Dauer bestimmter Aufgaben unterschätzt)
- Priorisiere Aufgaben. Erstelle dazu eine Liste und schreibe die Punkte in der Reihenfolge ihrer Wichtigkeit auf. Ganz oben sollten die Aufgaben mit einer hohen Priorität stehen. Unangenehmes und Stressiges an den Anfang des Tages zu legen garantiert dir einen ruhigen oder angenehmeren restlichen Tag
- Teile ein Projekt in kleine Schritte auf und konzentriere dich jeweils nur auf einen Schritt, danach erst auf die folgenden Schritte
- Delegiere Verantwortung. Du musst nicht alles selbst machen— weder zuhause noch im Büro / auf Arbeit.

Tipp 4: Ein gesunder Lebensstil

Auch ein gesunder Lebensstil kann die Widerstandsfähigkeit gegen Stress erhöhen. Doch nicht nur das: Bestimmte Lebensmittel verursachen sogar Angstzustände und

Depressionen. Da diese oft mit Grübeln einhergehen, kannst du durch die richtige Ernährung viel erreichen.

„Schokolade macht glücklich“ ist das, was viele Menschen denken. Tatsächlich hat Zucker auf den Körper aber eine schlechte Wirkung. Genau wie beim Kaffee (Koffein) enden Stimmung und Energie meist mit einem Absturz. Das gilt natürlich für alle Süßigkeiten oder Produkte, in denen Zucker in hoher Konzentration erhalten ist. Wenn du diese Lebensmittel reduzierst, wirst du dich entspannter fühlen und besser schlafen können. Das heißt nicht, dass du komplett darauf verzichten sollst— die Dosis macht das Gift. Als Alternative könntest du es auch mal mit Traubenzucker oder Zartbitterschokolade versuchen.

Vermeide außerdem Alkohol, Nikotin und Drogen. Ich weiß, dass diese Substanzen einen leichten Ausweg aus dem Stress bieten, aber die Linderung ist auch hier nur vorübergehend. Dein Problem wird dadurch nicht behoben und auch hier sind Abstürze und schlimmere Grübelattacken die Folge.

Ein weiterer Punkt für einen gesunden Lebensstil ist ausreichender Schlaf. Viele Menschen unterschätzen die Wirkung von Schlaf – mit fatalen Folgen. Tatsächlich formiert sich im Schlaf ein Immunsystem und ein gesunder Körper ist sozusagen eine Voraussetzung für einen gesunden Geist.

Übungen

Stresstagebuch

Ein Stresstagebuch kann dir dabei helfen, regelmäßige Stressfaktoren in deinem Leben zu identifizieren. Wenn du dich gestresst fühlst, halte diese Situation in deinem Tagebuch fest oder mach dir eine kleine Notiz auf dem Handy und übertrage es später. Ein tägliches Protokoll lässt Muster und allgemeine Themen erkennen.

Gehe dabei auf folgende Fragen ein:

- Was hat deinen Stress verursacht?
- Wie hast du dich gefühlt (psychisch und physisch)?
- Wie hast du reagiert?
- Was hast du gemacht, damit du dich besser fühlst?

Entspannungsübung nach Jacobson

Diese Übung wird auch progressive Muskelentspannung genannt und kann an jedem beliebigen Ort zu jeder beliebigen Zeit angewandt werden. Hierbei wird Entspannung durch gezielte Anspannung erreicht. Ziel ist es, den Unterschied zwischen Anspannung und Entspannung wieder zu spüren.

Sicher kennst du das: Wenn du Stress hast, spannst du unwillkürlich deine Muskeln stärker an. Entweder ziehst du den Kopf ein, presst die Zähne aufeinander oder ballst deine Hände zu Fäusten. Wie schon gesagt, ist diese Reaktion auf Stress evolutionär bedingt und schon unsere Vorfahren wandten diese Methode an, um Angreifer abzuwehren. Heutzutage ist Stress jedoch häufig ein Dauerzustand. Deswegen spannen wir unsere Muskeln auch dauerhaft an – ohne es zu merken. Durch die Entspannungsübung nach Jacobsen lernst du, die Anspannung bewusst wahrzunehmen und dich zu lösen.

Die Theorie ist recht einfach: Spanne einzelne Muskelgruppen nacheinander für einige Sekunden an, entspanne danach und spüre den gelösten Zustand. Arbeite dich von Kopf bis Fuß durch. Die Einheiten sollen 5-10 (Anspannung) bis 30-45 (Entspannung) Sekunden dauern.

Beispiel:

- Hände zur Faust ballen
- Augen zusammenkneifen
- Schultern zu den Ohren ziehen
- Bauch einziehen
- Zehen krümmen

Destruktive Gedanken umwandeln / Die Zwei-für-Eins-Übung

Destruktive Gedanken werden immer wieder kommen. Wichtig ist jedoch, dass du lernst, mit ihnen umzugehen. Bevor diese Gedanken es schaffen, dich erneut in einen Strudel zu ziehen und du nur noch mit Grübeln beschäftigt bist, kannst du sie umwandeln.

Ziel der Übung ist es demnach, deine Gedanken und Bilder im Kopf so zu verändern, dass du eine Gedankenschleife durchbrechen kannst oder gar nicht erst an diesen Punkt kommst. Stell dich bitte darauf ein, dass diese Übung viel Zeit in Anspruch nimmt. Wir Menschen sind, wie man so schön sagt, Gewohnheitstiere. Es braucht also lange, um Gewohnheiten auf der bewussten Ebene zu ändern.

Wichtig ist hierbei, dass du erkannt hast, dass deine eigenen Gedanken Gefühle und körperliche Reaktionen hervorbringen. Wenn du zum Beispiel daran denkst, wie du in eine Zitrone beißt, wird die Speichelproduktion angeregt. In der Realität gibt es gerade keine Zitrone und dennoch reagiert dein Körper.

1. Schreibe alle negativen / destruktiven Gedanken auf (Du kannst dich an der Liste der vorherigen Übungen orientieren)

2. Ersetze jeden dieser destruktiven Gedanken mit zwei konstruktiven / positiven Gedanken

3. Die neuen Gedanken helfen dir, negative Gedankenkreise zu durchbrechen. Wenn du anfängst, negativ zu denken, werden wie von selbst viele weitere negative Gedanken in deinem Geist auftauchen. Diesen Teufelskreis kannst du mithilfe der neuen Gedanken anhalten und korrigieren.

4. Immer, wenn du an etwas Negatives denkst, ersetze dieses Denkmuster. Achte darauf, dass die positiven /

konstruktiven Gedanken glaubwürdig sind. Wenn du dir sagst, dass du das schon schaffen wirst, dich aber nicht so fühlst, dann wirst du dem Gedanken keinen Glauben schenken. Versuche es stattdessen mit: „Ich werde die Kontrolle übernehmen und deswegen wird es besser werden."

5. Immer, wenn du dich dabei erwischt, dass deine innere Stimme in eine negative Richtung geht, stell dir ein großes rotes STOPPSCHILD vor. Halte inne und nenne zwei positive Gedanken, die du im Vorfeld ausgearbeitet hast.

Grübeln nachhaltig stoppen

„Nimm alles leicht! Das Träumen laß und Grübeln!

So bleibst du wohl bewahrt vor tausend Übeln."

(Ludwig Uhland)

Das Problem mit dem Grübeln ist, dass die Gedanken dabei so dominant und laut sind, dass sie wenig Raum für andere Dinge lassen. In deinem Kopf sind dann nur noch die Gedanken, die dich daran hindern, ein normales Leben zu führen. Sie überschatten sozusagen alles und kontrollieren dich in gewisser Weise auch.

Es lohnt sich demnach in vielerlei Hinsicht das Grübeln zu stoppen, denn dadurch:

- Hörst du wieder zu. Durch die endlosen

Gedankenschleifen verpasst du die Chance, wirklich zuzuhören. Viele Situationen könnten dir jedoch dabei helfen, deine eigenen Gedanken zu hinterfragen oder zu beruhigen. Höre wieder mehr auf die Natur, das Gespräch oder die Musik.

- Kannst du mehr beobachten. Hierbei verhält es sich ähnlich wie beim Zuhören. Wichtige Situationen bleiben auf der Strecke, wenn du mit Grübeln beschäftigt bist. Du nimmst deswegen weniger positive und hilfreiche Dinge wahr, die eventuell sogar deinen Gedankenstrudel stoppen könnten.
- Lernst du deine Gefühle besser kennen. Wie schon im Kapitel „Negative Gedanken" erwähnt, sorgt ständiges Grübeln für eine pessimistische Einstellung. Dadurch erhöhen sich Schlechte-Laune-Phasen und dein Zukunftsblick wird zunehmend getrübt. Wenn du das Grübeln abstellen kannst, wirst du sicher erkennen, dass einige Ängste und Sorgen unbegründet sind und nur auf Basis negativer Gedanken bestehen.

Den ersten Schritt, den du gehen musst, um Grübeln nachhaltig zu stoppen, ist, zu erkennen, dass Grübeln Zeit- und Energieverschwendung ist. Es handelt sich schlichtweg um eine bedeutungslose und nutzlose geistige Aktivität, die niemandem etwas bringt. Sie hat weder eine beruhigende noch eine problemlösende Wirkung.

Die Erkenntnis allein sollte dir eventuell schon helfen. Sobald du nämlich merkst, dass du mit dem Grübeln anfängst, solltest du dich fragen, ob es einen Zweck hat oder es überhaupt eine Antwort auf das gibt, worüber du nachdenkst. Du könntest im Zuge dessen erstmal versuchen, dich an realistischen Dingen zu beteiligen, die in deinem derzeitigen Leben geschehen. Konzentriere dich auf das Hier und Jetzt, damit die Illusionen (Sorgen und Grübelgedanken) keine Chance haben, in dein Bewusstsein zu treten.

Damit meine ich aber nicht, dass du dich permanent ablenken solltest. Viele Menschen versuchen mit Fernsehen, Glücksspiel, Computerspiele, Alkohol und sogar Drogen, das Grübeln zu kontrollieren oder zu unterdrücken. Das funktioniert auf lange Sicht nicht. Was dagegen funktioniert, sind einige bewährte Wege, die du im Folgenden findest.

Verhaltensmuster durchbrechen und neue Ziele setzen

Verhaltensmuster bestimmen unser gesamtes Leben: Der Zeitpunkt, an dem dein Wecker morgens klingelt, was du zum Frühstück verzehrst, ob du dazu Tee oder Kaffee trinkst, welcher Radiosender läuft, welchen Weg zur Arbeit du wählst, welche Aufgaben du in welcher Reihenfolge abarbeitest, wie du deinen Feierabend beginnst, ob du Sport machst oder zuhause auf der Couch sitzt, ob du ein Buch liest oder einen Film schaust.

Derartige Gewohnheiten und Routinen sind dafür da, das Leben einfacher zu gestalten. Das alles passiert automatisch, du musst dir darüber keine großen Gedanken machen. Dass du diverse Entscheidungen unbewusst triffst, bedeutet aber auch, dass dich diese Verhaltensmuster unter Kontrolle haben.

Beispiel:

- Leg dich im Bett auf die andere Seite
- Überkreuze deine Finger als würdest du beten. Die Daumen liegen ebenfalls übereinander gekreuzt. Tausche die Position der Daumen (rechter Daumen unten wird zu rechtem Daumen oben, linker Daumen oben wird zu linkem Daumen unten oder umgekehrt)

Anhand der Beispiele verstehst du vielleicht, was ich meine. Kleinste Veränderungen fühlen sich seltsam und falsch an. Wenn es bei so marginalen Dingen schon so eine große Herausforderung darstellt, wie sollen wir Verhaltensmuster dann durchbrechen?

Wie sollen wir es schaffen, regelmäßig Sport zu machen oder Stressoren aus dem Weg zu gehen? Wie können wir etwas an unserem Leben verändern, um Probleme zu lösen, anstatt uns mit dem Problem im Kreis zu drehen?

Mit dem Grübeln aufzuhören bedeutet, aus alten Verhaltensmustern zu entkommen und neue Ziele zu setzen. Die Ziele können klein sein und Außenstehenden albern vorkommen. Das ist egal, denn es geht um dich, um deine Ziele und um dein Leben. Du könntest auf manche Dinge verzichten, um Stress zu reduzieren oder täglich Übungen zur Gedankenkontrolle machen. Auch regelmäßiger Sport gehört zu den Verhaltensänderungen und möglichen Zielen.

Wichtig ist, dass du dich damit wohlfühlst und auf Basis der ganzen Informationen in diesem Ratgeber Ziele auswählst, die dich in Bezug auf das Grübeln weiterbringen.

Überlege dir also zunächst, welche Ziele du erreichen und welches Verhalten du nachhaltig ändern möchtest. Wenn es soweit bist und du dein Ziel vor Augen hast, ja sogar die einzelnen Realisierungsschritte notiert hast und umsetzen möchtest, das alte Verhalten aber dennoch nicht weichen möchte, sei bitte nicht enttäuscht. So geht es jedem Menschen irgendwann einmal in seinem Leben. Routinen etablieren sich ganz automatisch und die zahlreichen gescheiterten Vorsätze jedes Jahr (z.B. an Neujahr) zeigen, wie schwer eine Veränderung sein kann.

Vielleicht kennst du das ja auch schon von dir. Also ich für meinen Teil kann ein Lied davon singen. Sind wir dann wieder in das alte Verhaltensmuster zurückgefallen, dürfen wir uns häufig anhören, dass es uns an Selbstdisziplin mangelt. Das ist wenig hilfreich, wenn du mich fragst. Hier wirst du das jedenfalls nicht lesen.

Klar, Selbstbeherrschung und Durchhaltevermögen sind sicherlich von Vorteil und beanspruchen einen kleinen Teil der Umsetzung, aber das A und O ist die richtige Strategie und Vorgehensweise. Das größte Problem liegt nicht an dir persönlich, sondern an den Menschen generell. Menschen haben das grundlegende Bedürfnis nach Struktur und Sicherheit. Auf diese Weise wollen wir Unvorhersehbares vermeiden und alles unter Kontrolle haben. Doch keine

Sorge, es gibt schon ein, zwei Tricks, wie wir trotzdem erfolgreich unser Verhaltensmuster durchbrechen können.

Tipp 1: Überstürze nichts

Wenn du etwas verändern möchtest, solltest du es nicht schnell machen. Schnelligkeit hat zum Nachteil, dass sie in beide Richtungen funktioniert. Das heißt, dass wir genauso schnell wieder in altbekannte Verhaltensmuster zurückfallen, wie wir sie abgelegt haben. Das ist dadurch zu erklären, dass wir Menschen ja anscheinend nicht dafür gemacht sind, Gewohnheiten freiwillig und schon gar nicht gerne zu ändern. Wenn du jetzt von heute auf morgen etwas durchsetzen möchtest, dann begibst du dich weit weg von dem, was du bisher kanntest. Zu weit, denn was folgt, ist der Drang, ebenso schnell wieder zurück in den Bereich zu gehen, indem du dich wohl und sicher fühlst (deine Komfortzone) .

Verhaltensmuster zu durchbrechen und neue Ziele zu erreichen schaffst du besser und nachhaltiger durch kleine Schritte. Überfordere dich nicht, wenn du zum Beispiel mit dem Sport anfängst. Das ist kontraproduktiv. Schau dir dein bisheriges Verhalten an und setze dir zunächst ein Teilziel. Verinnerliche dieses Ziel und lass es Teil deiner Normalität werden. Du kannst also Stück für Stück daran arbeiten, bis sich das große Ziel irgendwann ganz normal anfühlt.

Tipp 2: Hinterfrage Impuls und Ursache

Wenn das neue Verhaltensmuster einfach nicht greifen will, gibt es dafür sicher einen Grund. Denk an so eine Situation und mach dir den Grund bewusst:

- Was ist geschehen? Wer war daran beteiligt?
- Wie kam die Situation zustande? War der Auslöser Stress? Überforderung? Ärger?
- Wie hast du darauf reagiert? Auf welche Gewohnheiten / Handlungsimpulse hast du zurückgegriffen? Ablenkung? Genervt sein? Grübeln?
- Durch welches neue Verhaltensmuster wolltest du dein altes in dieser Situation ersetzen? Welche Schritte waren geplant?
- Ab welchen Punkt wurde dein Ziel vereitelt? Kannst du mehr Zwischenschritte / Teilziele einsetzen, um zukünftig einen reibungslosen Ablauf zu garantieren?

Schreibe dir die Antworten auf und analysiere alle Situationen, in denen du in alte Verhaltensmuster zurückverfällst.

Übung

Kleine Ziele

Wie schon gesagt ist es wichtig, sich kleine und leicht erreichbare Ziele zu stecken. Wenn du eine Etappe geschafft hast, kannst du dich selbst für deine Leistung belohnen. Damit deine Ziele bewusster und konkreter werden, schreibe am besten eine Liste. Diese visualisiert auch deinen Erfolg, denn bei jedem Punkt, den du gemeistert hast, kannst du einen Haken machen oder die Zeile einfach durchstreichen.

Beispiel:

Meine Ziele im Oktober:

1. Einmal in der Woche spazieren gehen
2. Einmal in der Woche spazieren gehen und anschließend eine Übung machen
3. Jeden Tag einen positiven Gedanken aufschreiben
4. ....

Selbstbewusstsein stärken

„Gesundes Selbstvertrauen ist eine Medizin,

die jeden Schritt im Leben etwas leichter macht.“

(Ernst Ferstl)

Machen wir uns nichts vor: Eine gesunde Portion Selbstvertrauen schadet niemandem und ab und zu braucht jeder von uns einen Vertrauensschub in Richtung uns selbst. Wenn Menschen zum Grübeln neigen, mangelt es häufig an Selbstbewusstsein. Sie fühlen sich wertlos, nutzlos oder unwichtig.

In Gedenkanschleifen, die sich mit vergangenen und zukünftigen Situationen beschäftigen, kommt der Druck auch häufig von uns selbst. Wir wollen perfekt sein und haben zu hohe Erwartungen, die wir nicht erfüllen können.

Wir wollen allen gefallen und haben Angst, vor allen anderen dumm dazustehen. Ebenso gut kann der Druck von außen kommen („Du bist nicht gut genug für ihn / sie.“).

Wenn du dich sicher fühlst, kannst du deine Ressourcen für die jeweiligen Aufgaben einsetzen. Du kannst die Energie für deine Ziele benutzen, anstatt Zeit und Energie zu verschwenden und dir Sorgen zu machen, dass du nicht gut genug bist. Außerdem vergleichen wir uns bei mangelndem Selbstbewusstsein ständig mit den Menschen um uns herum. Wir empfinden diese Menschen als besser, interessanter, schöner oder intelligenter. Es kann also passieren, dass wir deswegen häufig alleine sind und alleine sein hat vor allem eines zur Folge: Grübeln darüber, warum das so ist.

Die gute Nachricht ist: Mit Selbstvertrauen wird niemand geboren. Es handelt sich dabei vielmehr um das Ergebnis mehrerer positiver Erfahrungen im Verlauf unseres Lebens. Wenn du nicht viele positive Ereignisse vorzuweisen hast bzw. dein Verstand dir suggeriert, dass du nie etwas gut konntest / gemacht hast, dann wird dein Selbstwertgefühl immer mehr geschwächt.

Um den Kreislauf der wiederkäuenden Gedanken zu durchbrechen, kann ein gesundes Selbstbewusstsein aber durchaus von Nutzen sein und dir immens helfen. Wenn du denkst, dass du viel wert bist oder daran glaubst, dass du alles schaffen kannst, dann entstehen diverse Grübeleien erst gar nicht oder sie verschwinden. Denn Basis der Grübelattacken sind ja häufig Gedanken, die dich selbst in Frage stellen.

Selbstbewusstsein aufzubauen bedarf natürlich einiger Zeit. Wie sagt man so schön? – Es ist noch kein Meister vom Himmel gefallen. Aber vielleicht sitzt ja gerade einer vor diesem Ratgeber?! Mach dir jedenfalls keine Sorgen, denn mit ein paar Übungen kann jeder Mensch sein Selbstbewusstsein aufbauen oder stärken. Lies weiter und du wirst belohnt!

Übungen

Lächeln

Ja, das ist genauso einfach, wie es klingt. Lächeln ist eine mächtige Art der Kommunikation. Wenn du lächelst, bist du automatisch weniger gestresst und wirst dich immer besser fühlen, sogar dann, wenn das Lächeln nicht ernst gemeint ist. Wir können unser Gehirn auf diese Weise austricksen. Es sorgt dafür, dass Glücksgefühle ausgeschüttet werden und verbessert zudem deine Ausstrahlung. Die Übung ist besonders leicht umsetzbar und lässt sich problemlos in deinen Alltag integrieren.

Dankbarkeitstagebuch

Tagebuch führen ist ein bewährtes Mittel in vielen unterschiedlichen Situationen. Es hilft, Stress abzubauen aber auch, Selbstbewusstsein zu stärken. Letzteres geschieht, indem du dich mit deinen Gedanken und Gefühlen auseinandersetzt und ein Bewusstsein für dich selbst schaffst.

Das Dankbarkeitstagebuch ist eine spezielle Art des

Tagebuches, welches dir dabei hilft, die positiven Seiten in deinem Leben zu beleuchtet. Da es nur um positive Überlegungen geht, kann der Tag auch noch so schwierig verlaufen und noch so viele Rückschläge beinhalten— Am Ende des Tages fokussierst du dich hier auf die schönen Dinge und deine Erfolge. Nach einiger Zeit kannst du die vorherigen Eintragungen lesen und vergleichen. Auf diese Weise siehst du die Entwicklung deiner Emotionen und allgemeinen Denkweisen.

Beispiele:

- Diese drei Dinge / Situationen haben mich heute zum Lächeln gebracht
- Ich war heute sehr stolz auf mich, weil
- Diese Momente habe ich heute genossen
- Der Höhepunkt meines Tages heute war
- Ich wurde bewundert, weil
- Ich bin einzigartig, weil
- Die schönsten Momente heute waren
- In dieser Woche hatte ich folgende Erfolge
- Menschen, für die ich dankbar bin, sind

Du kannst dich an diesen Punkten orientieren oder einfach täglich 1-2 Dinge notieren, für die du im Verlauf des Tages Dankbarkeit empfunden hast.

Kritische Selbstgespräche führen

Diese Übung zielt darauf ab, negativen / destruktiven Gedanken zu entkommen. Das Problem beim Grübeln ist ja, dass dein innerer Kritiker einen schlechten Einfluss auf dein Selbstbewusstsein hat. Mit dieser Übung soll der inneren, negativen Stimme entgegengewirkt werden.

1. Nimm deinen inneren Kritiker bewusst war. In welcher Stimmlage redet er? Klingt die Stimme sehr negativ? Welche Punkte spricht er ständig wieder an?

2. Überlege dir Möglichkeiten, wie du deinen inneren Kritiker besänftigen kannst. Er soll nicht mehr so selbstkritisch sein. Ändere zum Beispiel den Ton und versuch ihn aufmunternder / positiver klingen zu lassen. Verspüre Mitgefühl / Empathie für ihn und akzeptiere die Kritik, die er sich selbst (also dir) entgegenbringt. Wenn möglich, versuche sogar etwas Positives aus dem kritischen Selbstgespräch zu ziehen und lerne daraus.

Sich selbst lieben

Selbstliebe – das ist es doch, was jeder erreichen möchte. Viele wissen dabei nicht, wo genau sie ansetzen sollen. Auch mir geht es manchmal so, dass ich in den Spiegel schaue und mir nicht gefällt, was ich da sehen. Andere Menschen halten sich vielleicht auf einer anderen Ebene unzufrieden oder wurden vom Partner verlassen. Wie soll man sich da selbst lieben?

Ganz einfach: Jeder, wirklich jede Person konnte bereits Erfolge im Leben verzeichnen, hat liebenswerte Eigenschaften,

Talente und Fähigkeiten.

Nimm dir deshalb einen Zettel und einen Stift zur Hand und schreibe mindestens zehn Dinge auf, die du an dir magst. Es ist egal, ob es sich dabei um berufliche oder schulische Erfolge aus der Vergangenheit oder um dein Aussehen handelt. Dir werden mit der Zeit immer mehr Dinge einfallen und schon tust du es: Du liebst dich selbst.

Beispiele:

1. Ich mag meine Haare
2. Ich finde meine Augen schön
3. Meine Wimpern sind so lang, das gefällt mir
4. Ich liebe den kleinen Leberfleck, der aussieht wie ein Herz
5. Ich hatte im Deutschabitur 15 Punkte
6. Ich habe einen Abschluss
7. In meiner Ausbildung konnte ich XY besonders gut
8. …

Zeit zum Nachdenken einplanen

„Halte dir jeden Tag dreißig Minuten für deine Sorgen frei, und in dieser Zeit mache ein Nickerchen.“

(Abraham Lincoln)

Ist dir schon mal aufgefallen, dass du vor allem in der Nacht mit dem Grübeln anfängst oder besser gesagt, dass die Grübelattacken nachts stärker auftreten? Das liegt zum einen daran, dass wir im Bett nur mit uns alleine sind. Wenn wir einschlafen wollen, gibt es nahezu keine Ablenkung. Da ist nur die Stille und unsere Gedanken. Um deinem Kopf Entspannung zu bieten, ist es daher hilfreich, tagsüber Zeit zum Nachdenken einzuplanen. Du verlagerst diesen Ruhezustand deines Gehirns somit an einen bestimmten Zeitpunkt tagsüber und kannst dort deine Gedanken sortieren, anstatt es abends im Bett zu tun.

Du sollest sozusagen einen bewussten Leerlauf schaffen. Unter Umständen kennst du diese Methode schon als „Tagtraum“, nur dass du vermutlich noch nie ganz bewusst taggeträumt hast.

Außerdem ist es wichtig, dir ein zeitliches Limit dabei zu setzen. Unser Gedankenkarussell startet häufig unbewusst. Wenn du es nicht schaffst, in deinem festgelegten Zeitfenster zu grübeln und vorher eine Attacke kommt, kannst du diesen Umstand kontrollieren. Das setzt natürlich voraus, dass du dir dessen bewusst bist. Wenn du also merkst, dass du grübelst, dann setze dir ein Limit.

Die Gedanken fließen lassen

Nimm dir jeden Tag etwa zehn Minuten Zeit. Suche dir einen ruhigen Platz, an dem du deinen Gedanken entspannt freien Lauf lassen kannst. Lass dich treiben und geh nicht darauf ein. In dieser Zeit musst du die Gedanken weder unterdrücken, noch weiterspinnen.

Wenn es dir schwerfällt, auf „Kommando" mit dem Grübeln zu starten, kann es helfen, auf eine ruhige Szene zu blicken. Du könntest aus dem Fenster schauen oder auf ein Kaminfeuer blicken. Wenn du in die Natur schaust, hat das gleich noch einen positiven Effekt auf dich und deine Gesundheit.

Der Zwei-Minuten-Test

Wenn du dich beim Grübeln ertappst, dann grübel in den nächsten zwei Minuten weiter. Falls du schlecht im Schätzen bist, stell dir hierfür einen Timer. Halte die Gedanken nach zwei Minuten an und stell dir die Frage, ob dich das Grübeln schlauer gemacht hat. Fühlst du dich erleichtert? Kannst du einen Vorteil oder Nutzen daraus ziehen? War das Grübeln lösungsorientiert und hast du am Ende eine Lösung gefunden?

Wenn du alle Fragen mit „Nein" beantworten solltest, dann stoppe diesen Denkprozess, denn deine Gedanken werden negativ. Im Anschluss könntest du andere Übungen gegen negative Gedanken ausüben oder einfach mit deiner Tätigkeit fortfahren / dir eine neue Aufgabe vornehmen.

Übungen

Die Grübel-Stunde

Du kannst diese Übung mit den beiden oberen Punkten verbinden. Das Beobachten der Gedanken durch reine „Kopfarbeit“ fällt vielen Menschen schwer. Und selbst wenn es gelingt, haben sie es im Anschluss häufig vergessen.

Das ist normal, denn unser Gehirn kann sich Dinge leichter merken, wenn wir sie aufschreiben. Durch Aufschreiben verinnerlichen wir viele Situationen und Gedanken. Deswegen solltest du deine Gedanken sichtbar machen. Mithilfe von Morgenseiten oder Abendseiten lässt sich das ganz einfach umsetzen.

Nimm dir einen Zettel und einen Stift und halte ungefiltert fest, was dir gerade durch den Kopf geht. Es kann anfänglich passieren, dass dir ausgerechnet in diesem Moment die Gedanken ausgehen. Das macht gar nichts, mit der Zeit gewöhnst du dich daran. Außerdem kannst du auch aus dieser Situation etwas lernen. Sogenannte Denkpause sind eine wertvolle Erfahrung, die wir sonst kaum wahrnehmen. Das bedeutet nämlich, dass es dich auch ohne Grübeleien gibt und dir Gedanken im Wesentlichen nichts anhaben können.

Am besten legst du dir ein eigenes Grübel-Buch an. Wenn du möchtest, kannst du das Buch schön verzieren und ihm den Titel „Mein Grübel-Buch“ geben. Versuch außerdem, wirklich regelmäßig zu schreiben, denn so schaffst du eine

Gewohnheit und gibst den Grübelattacken zum einen weniger Platz und zum anderen bist du ihnen dadurch nicht hilflos ausgeliefert. Immer, wenn du eine Grübelattacke bemerkst, kannst du diese unterbrechen und dir denken: „Für diese Gedanken nehme ich mir in aller Ruhe heute Abend (Abendseiten) oder morgen früh (Morgenseiten) Zeit."

Gedankenschublade

Die Gedankenschublade kommt dir vielleicht komisch vor, doch sie bietet eine hervorragende Möglichkeit, die eigenen Gedanken zu verarbeiten und zu sortieren. Wenn du in deinem Zimmer oder deiner Wohnung überall Sachen herumliegen lässt und am Ende nichts mehr findest, musst du auch aufräumen. So ähnlich geht es deinem Verstand.

- Setze dich auf einen Stuhl oder einen Sessel und mach es dir bequem (nicht im Bett)
- Schließe deine Augen und atme tief durch die Nase ein und durch den Mund wieder aus. Durch die ruhige Atmung wirst du entspannter.
- Stell dir in Gedanken einen großen Schrank mit vielen Schubladen vor. Ein Aktenschrank bietet sich an oder einfach ein Regal mit vielen Kisten darin, wie du willst. Für jede Schublade oder jede Kiste im Schrank gibt es einen passenden Schlüssel. Dieser hängt an einem Schlüsselbund. Stell dir vor, du hast den Schlüsselbund in deiner Hand.
- Konzentriere dich auf die Gedanken, die dir im

Kopf herumschwirren und weise jedem negativen / belastenden Gedanken eine Kategorie zu. (z.B. Angst oder Ärger)

- Leg diese angstverursachenden Gedanken in eine der vielen Schubladen, beschrifte sie (oder sie ist schon beschriftet) und schließe die Schublade oder Kiste ab. Nimm dir jetzt den nächsten Gedanken vor.

Was dir ebenfalls helfen kann, ist ein bestimmter Ort für deine Grübeleien. Das kann ein „Grübel-Stuhl" oder „Grübel-Sessel" oder eine „Grübel-Decke" sein. Such dir einen bestimmten Platz in der Wohnung, an dem du diese Übung durchführen kannst. Übrigens kannst du die Gedankenschublade auch wieder mit den oben genannten Möglichkeiten verbinden (Zeit zum Nachdenken einplanen / Zeitlimit setzen).

Meditation

„Meditation ist eine Methode, um deinen Geist zu trainieren,

so zu funktionieren, wie er funktionieren sollte."

(Robin Sharma)

Laut einer Studie haben die Gedanken der Menschen die Tendenz, etwa 50 Prozent der Zeit zu wandern. Das klingt vielleicht nicht viel, aber die Gedanken, die während solcher Wanderzeiten auftreten, sind wie wir bereits wissen unangenehm und voller Sorgen. Langsam und unterbewusst bringen uns diese Grübeleien zu Fall.

Wäre es da nicht gut, eine Möglichkeit zu haben, das Nachdenken zumindest für eine Zeit endgültig zu unterlassen? Tatsächlich gibt es diese Möglichkeit und zwar durch Meditation. Natürlich ist Grübeln etwas sehr Hartnäckiges. Nachdenken lässt sich nicht so einfach kontrollieren. Meditation kann aber dabei helfen und zwar durch konsequentes Üben und Engagement. Mit der Zeit wirst du das Wiederkäuen stoppen können.

Zu Meditieren bedeutet im Grunde genommen, ein Date mit deiner Seele zu haben. Durch regelmäßiges Meditieren kann dein Verstand entspannen und die Gedanken verstummen. Leider handelt es sich bei der Technik um eine sehr klischeebehaftete Praxis. Die meisten Menschen haben die Vorstellung, dass es sich dabei um etwas sehr Kompliziertes handelt und nur Buddhisten, „Ökos“ oder Esoteriker sich damit auseinandersetzen. Zugegebenermaßen klingt Meditation auch nicht unbedingt nach Spaß oder eher langweilig, denn schließlich muss man dabei minutenlang stillsitzen und nichts machen.

Ja, es gibt viele Skeptiker gegenüber Meditation. Vielen erscheint es vage und es ist schwer zu verstehen. Tatsächlich ist Meditieren aber recht simpel und der Nutzen ist groß. Es gibt dabei viele verschiedene Techniken, vermutlich mehr als wir denken oder kennen, denn letzten Endes ist es eine sehr persönliche Praxis. Die achtsame Meditation oder fokussierte Aufmerksamkeit verändert jedoch nachweislich den

Gedankenkreislauf auf eine positive Weise. Es geht darum, sich auf eine bestimmte Sache zu konzentrieren. Das kann deine Atmung sein, eine Empfindung deines Körpers oder ein bestimmtes Objekt im Außen. Ziel ist es, immer wieder zu diesem Punkt zurückzukommen, sobald deine Gedanken wandern.

Durch regelmäßiges Meditieren können wir nicht nur unsere Resilienz erhöhen, sondern auch negative Gedanken verringern. Bei Bedarf hast du so ein schnelles Werkzeug gegen Grübelattacken. Auch während des Alltags bietet dir Meditation nachhaltig eine Perspektive, problematische Situationen frühzeitig zu erkennen und nicht in alte Verhaltensmuster zurückzufallen.

Durch diese Technik erreichst du einen Zustand der Tiefenentspannung, in welchem deine negativen Gedanken keinen Platz haben. Du kannst durchatmen und neue Energie und Stärke gewinnen. Ganz nebenbei macht dich Meditation auch noch selbstbewusster und glücklicher. Dein innerer Kritiker verstummt dabei und das Chaos in deinem Kopf entweicht nach und nach. Du lernst alles, was in einem Moment geschieht, positiv zu sehen und mit Freundlichkeit zu betrachten. Durch Meditation bewertest du nicht, sondern lernst zu akzeptieren. Du lernst, einfach ausgedrückt, loszulassen.

Die meisten Menschen die versuchen zu meditieren, stehen vor einer Reihe von Herausforderungen. Das können ganz unterschiedliche Hindernisse sein z.B. Unruhe, Zeitmangel,

Unwohlsein oder zu viele negative Gedanke. („Was mache ich hier überhaupt? Ich habe keine Zeit für so einen Mist. Ist es zu fassen, dass Markus mir immer noch nicht geantwortet hat? Ich habe noch so viel zu tun heute. Ich muss auch noch einkaufen und arbeiten. Was kann ich heute Abend essen? Warum habe ich mir nicht vorher Gedanken darüber gemacht?")

Aber hindern dich negative Gedanken wirklich an der Meditation?

Stell dir vor, du hast ein kleines Stück Holz oder Glas unter die Haut bekommen. Jeder, der schon mal einen Splitter hatte, weiß, wie schmerzhaft so etwas Kleines und Winziges sein kann. Jeder versucht dann, nutzlos an seinen Fingern herumzudoktern, bevor er eine Quetsch- oder Bissmethode probiert, um dann schließlich doch Hilfe zu holen. Wenn du schließlich jemand Außenstehenden um Rat fragst, wird die Antwort sehr simpel sein: Warte ab und lass den Splitter von selbst herauskommen.

Der Splitter ist analog zu den negativen Gedanken in der Meditation. Es ist völlig normal, dass die Praxis ständig von einem Strom verrückter Gedanken unterbrochen wird. Und es ist auch normal, dass diese Gedankenschleifen negativ ausfallen. Typischerweise reagierst du wie bei dem Splitter: Du möchtest diese Gedanken loswerden und aus deinem Verstand ziehen. Indem du das versuchst, fütterst du diese Gedanken jedoch mit der Energie, die sie zum Überleben benötigen.

Oft ist der Gedanke wie der Splitter, tatsächlich eine Form von Schmerz oder negativer Energie, der versucht, sich von unserem Körper oder Geist zu lösen. Und während unsere natürliche Reaktion darin besteht, den Gedanken zurückzudrängen, schieben wir ihn einfach tiefer in unser Unterbewusstsein.

Hier ist der Schlüssel: Anstatt einen negativen Gedanken zu kritisieren, sich darüber zu ärgern oder über ihn zu urteilen, atme einfach tief ein und lehne dich zurück. Meditation bietet also die Möglichkeit, den Inhalt unserer Gedankenmuster zu erkennen, einen Schritt zurückzutreten und sie durchzulassen. Das Ergebnis ist, dass die Überlebenszeit eines negativen Gedankens während des Meditierens unglaublich kurz ist. Das liegt daran, dass wir uns bewusst entscheiden, uns nicht darauf einzulassen oder den Gedanken durch etwas anderes ersetzen, nämlich einen langsamen und beruhigenden Atemzug.

Durch Meditation trainieren wir demnach unser Gehirn, provokative Geisteszustände durch tiefes und bewusstes Atmen zu ersetzen und dadurch unser Leiden zu verringern. Es geschieht ein Prozess der Befreiung, welche Meditation zu einer so ruhigen und transformativen Praxis macht. Letztendlich sind negative Denkmuster eine Erfahrung, die jeder auf der Erde teilt und die während der Meditation herauskommen. Wenn dieser Splitter endlich von selbst aus deiner Haut kommt, ist es eines der besten Gefühle!

Die grundlegende Meditationstechnik

1. Nimm eine bequeme Position ein (Du kannst liegen oder sitzen, wie du möchtest. Womöglich hilft dir ein Meditationskissen bei der Entspannung oder vielleicht lehnst du dich gerne irgendwo an)

2. Leg eine Zeitspanne fest, in welcher du meditieren möchtest

3. Versuche deinen Körper in eine aufrechte (oder im Liegen waagerechte) Position zu bringen. Mache deinen Rücken gerade und schließe deine Augen

4. Spüre deine Atmung (Bauchatmung)

5. Achte auf deinen Körper (Die Bewegung während des Atmens)

6. Beobachte deine Gedanken (sobald sie abschweifen, konzentriere dich erneut auf deine Atmung). Nimm dabei die Haltung eines liebevollen Beobachters ein. Bewerte sie nicht.

Wenn du noch nie vorher meditiert hast, solltest du dir einen Wecker stellen. Gerade als Anfänger hast du sonst leicht das Gefühl, dass die Zeit nicht vergeht. Du könntest zum Beispiel mit 3-5 Minuten beginnen. Diese Zeitspanne ist perfekt, denn sie ist begrenzt und recht überschaubar. Wahrscheinlich wirst du dennoch unruhig werden. Das ist völlig legitim und normal, versuch einfach bis zum Ende sitzen zu bleiben. Am besten meditierst du jeden Tag, denn so stellen sich schnellere und bessere Ergebnisse ein. Setz dich allerdings nicht unter Druck, denn so fütterst du deine Grübeleien nur mit neuem Stoff. Es ist nicht schlimm, wenn du mal einen Tag ausfallen lässt oder nicht bereit dazu bist, jeden Tag zu meditieren. Du solltest dich dabei nicht zwingen. Versuch es einfach und bedenke all die positiven Auswirkungen. Vielleicht brauchst du einfach etwas Gewöhnungszeit.

Die richtige Körperhaltung ist ebenfalls entscheidend. Dein Sitz sollte gerade und aufrecht sein, aber gleichzeitig nicht zu angespannt. Stell dir vor, dass sich deine Wirbelsäule verlängert und dein Kopf nach oben wächst. Dein Kinn wandert dabei ein paar Zentimeter Richtung Brustkorb. Deine Schultern sollten runterhängen und deine Hände mit den Handflächen nach oben auf deinen Oberschenkeln liegen. Wenn du auf dem Boden oder einem Meditationskissen sitzt, kannst du dich in den Schneidersitz begeben. Alternativ nimmst du dir einen Stuhl zur Hand.

Da du diese Sitzposition nicht gewöhnt bist, kann es sich nach einiger Zeit recht angespannt anfühlen. Möglicherweise verspürst du auch einen leichten Druck, aber kein Grund zur Sorge— Die meisten von uns haben durch falsche Sitzpositionen eine geschwächte Haltung. Das ergibt sich mit der Zeit.

Im Schritt vier der Meditationstechnik wird von der Bauchatmung gesprochen. Falls du nicht weißt, was das ist, ist das halb so wild. Ich helfe dir. Du solltest diese Form der Atmung übrigens nicht nur beim Meditieren, sondern immer anwenden, da es sich um die gesündeste Form handelt. Aus ästhetischen Gründen haben wir Menschen uns das leider abgewöhnt. Wenn du dich vor einen Spiegel stellst, verstehst du das Dilemma: Durch den Bauch atmen bedeutet den Bauch nach vorne zu strecken. Dadurch wirkst du „dicker" und das stellt für viele ein Problem dar. Klingt vielleicht logisch, ist aber dennoch falsch.

Du musst natürlich nicht auf mich hören, aber wenigstens während des Meditierens solltest du auf die Bauchatmung achten. Beim Einatmen soll der Bauch nach vorne gehen und rund werden, beim Ausatmen wieder flach werden und sich senken. Atme außerdem durch die Nase (sofern das geht und du genügend Luft bekommst).

Auch hier gilt wieder: Bleib locker und entspannt. Die Atmung soll dir helfen und dich nicht belasten. Nach einer Weile wirst du dich daran gewöhnen und ganz automatisch beim Meditieren durch den Bauch atmen. Wenn du übrigens merkst, dass du unruhig wirst, dann machst du alles richtig. Jetzt denkst du sicher, dass ich spinne. Aber es ist wirklich so: Durch Meditation kommt deine innere Unruhe erst wirklich zum Vorschein. Und nicht nur das: Aus deinem Unterbewusstsein werden alle „schlechten" Sachen hervorgeholt. Dazu gehören Stress, Ängste und eben negative Gedanken. Bedenke aber vor allem Eines: Beim Meditieren handelt es sich um eine Technik, die neu für dich ist. Wie jede andere Technik, die du im Lauf deines Lebens lernst, bedarf auch diese einfach ein bisschen Übung.

Übungen

Gedanken ziehen lassen

Immer, wenn ein negativer Gedanke in deiner Meditation auftaucht, nimm ihn wahr und beobachte ihn. Es kann helfen, wenn du ihn dir als eine Wolke vorstellst. Du beobachtest diese Wolken am Horizont deines Verstandes und schaust sie dir genau an. Wenn ein Gedanke in den Vordergrund tritt und dir nicht gefällt, dann lass sie einfach vorbeiziehen. Beobachte, wie die Gedankenwolke aus deinem Sichtfeld verschwindet und konzentriere dich nun wieder auf deine Atmung. Du kannst dir auch vorstellen, wie du die negativen Gedankenwolken mit einer Feder leicht berührst und sie zur Seite schiebst.

Bauchatmung

Wie alle Techniken, kann man auch die Bauchatmung trainieren.

- Leg dich flach auf den Rücken
- Platziere ein Buch auf deinem Bauch (oder einen anderen leichteren Gegenstand)
- Atme ein und beobachte, wie sich das Buch auf deinem Bauch nach merklich oben bewegt
- Atme aus und sieh dabei zu, wie sich das Buch wieder senkt

Positive Affirmationen

Affirmationen sind optimal geeignet, um sich selbst oder Verhaltensmuster zu ändern. Im Grunde handelt es sich dabei um wiederkehrende jedoch SELBSTBEJAHENDE Sätze, um unsere Gedanken umzuprogrammieren, sozusagen erlaubtes Wiederkäuen (im positiven Sinne). Die Sätze sollten nicht zu komplex sein und klar und prägnant formuliert werden.

Oberstes Ziel dabei ist es, die Gefühle und das Verhalten nachhaltig zu ändern, denn wie wir wissen, stehen diese im direkten Zusammenhang mit unseren Gedanken. Durch Affirmationen können Blockaden gelöst, manifestierte Gedankenmuster entfernt und durch weniger hinderliche, mehr inspirierende Gedankenstrukturen ersetzt werden. Dein Verstand wird nach und nach konstruktive und lösungsorientierte Denkweisen verinnerlichen.

Affirmationen können in jeder Situation verwendet werden, in der du eine positive Veränderung wünscht. Beispiele:

- Selbstvertrauen steigern
- Negative Gedanken kontrollieren
- Produktivität verbessern
- Schlechte Angewohnheiten ablegen
- Selbstmotivation zum Erreichen der festgelegten Ziele

Affirmationen funktionieren besonders gut, wenn du sie mit anderen positiven Denktechniken kombinierst (z.B. Visualisierung, Meditation). Anstatt dir die Veränderung nur vorzustellen, kannst du sie auch aufschreiben oder mit einer positiven Bestätigung laut aussprechen. Die Kraft der Affirmation liegt darin, sich regelmäßig zu wiederholen. Es ist nützlich, sie mehrmals am Tag zu rezitieren. Sobald ein negativer Gedanke kommt, kannst du die Affirmation einfließen lassen.

Normalerweise zielen Affirmationen auf einen bestimmten Bereich ab, ein bestimmtes Verhalten oder eine bestimmte Überzeug, mit denen du zu kämpfen hast. Welchen Bereich in deinem Leben möchtest du ändern? Möchtest du dein Selbstbewusstsein stärken? Möchtest du das Grübeln ablegen oder deine auferlegten Ziele erreichen?

Schreibe mehrere Verhaltensweisen auf, an denen du arbeiten möchtest. Wenn du die negativen Selbstgespräche (Grübeln) loswerden möchtest, notiere die störenden, anhaltenden Gedanken und Überzeugungen. Wähle für die Affirmation dann eine Bestätigung, die das Gegenteil dieses Gedankens ausdrücken.

Beispiel:

„Ich bin nicht talentiert genug“ wird zu „Ich bin qualifiziert und erfahren in meinem Job“

„Ich schaffe das nicht“ wird zu „Ich bin gut vorbereitet und werde eine sehr gute Präsentation halten.“

Schreibe die Bestätigung (Affirmation) stets in der Gegenwart. Das hilft dir dabei zu glauben, dass diese Aussage wahr ist. Sprich die Affirmationen außerdem mit Gefühl, denn bei emotionaler Gewichtung können sie effektiver sein. Jeden Satz, den du wiederholst, sollte daher eine Phrase sein, die für dich von Bedeutung ist.

Affirmation beim Meditieren

1. Denk dir eine Affirmation aus. Wähle einfache Themen oder Gedanken, die dich beschäftigen. Nimm eine entspannte Meditationshaltung ein, schließe die Augen und konzentriere dich zunächst auf deine Atmung. Wenn du ruhig bist, beginne die Affirmationen immer wieder aufzusagen.

Beispiele:

„Ich bin tiefenentspannt."

„Ich bin etwas wert."

„Ich bin gut genug."

„Ich kann das."

„Ich bin ohne Ängste und ohne Zweifel."

2. Sprich die Affirmationen ruhig auch laut aus und lass sie in deine Meditation mit einfließen. Lass deine Gedanken nur um diesen einen Satz kreisen und sieh, wie deine Stimmung positiv beeinflusst wird. Spüre, wie entspannt du wirst und dass du fast lächeln musst.

Visualisierung

Die Visualisierung kann ergänzend genutzt oder als eigene Technik angewandt werden. Diese Methode ist dafür da, dass du dir eine Auszeit nehmen und einen Kraftplatz in dir selbst schaffen kannst. Es handelt sich um eine gedankliche Reise, bei der du Energie tanken, dich zurückziehen und loslassen kannst, wenn dein Gedankenkarussell mal wieder überhandnimmt.

1. Begib dich in deine bevorzugte Meditationshaltung und schließe die Augen

2. Stell dir einen ganz bestimmten Platz oder Ort vor. Dieser Ort kann real oder fiktiv sein, hauptsache du fühlst dich rundum wohl und geborgen, kannst dort Kraft schöpfen und ankommen. (z.B. ein Strand, eine Lichtung im Wald, eine Höhle, eine gemütliche Bücherei, ein Café am Rande der Welt, Dünen, ein Berggipfel)

3. Konzentriere dich auf die Details. Was kannst du hören – Zwitschern Vögel oder schlagen die Wellen an einen Felsen? Was kannst du riechen – Riechst du das Salz in der Luft oder eine Blumenwiese? Wie fühlt sich der Boden unter dir an? Stell dir deinen Kraftplatz so genau es geht vor, dann ist die Meditation effektiver und schöner.

4. Konzentriere dich weiter auf diesen Ort und zusätzlich auf deine Atmung. Spüre, wie du mit jedem Atemzug

Lebensenergie in dir aufnimmst. Atme ein und spüre die frische Luft, die durch deine Lungen fließt. Atme aus und puste den Ballast aus dir heraus. Mit jedem Atemzug an deinem Kraftplatz geht es dir besser.

5. Wenn du ausreichend Energie getankt hast, kannst du dich sanft und langsam von diesem Ort entfernen. Geh einen geheimen Weg entlang, den nur du kennst.

6. Du kannst jederzeit wieder an deinen persönlichen Kraftplatz zurückkehren.

Erdungsmeditation

Bei dieser Übung geht es darum, deinen Körper zu erden. Das heißt, dass der Fokus auf dem Boden unter dir liegt. Durch Erdungsmeditation vereinen sich Körper und Geist, du erlangst innere Stabilität und Verbundenheit mit der Welt und der Natur.

1. Nimm deine liebste Meditationshaltung ein (aber ohne Kissen oder Decke). Hierbei kannst du dich auch auf den Rücken legen.

2. Schließe die Augen und stell dir vor, dass jedes Körperteil, das mit dem Boden verbunden ist, Wurzeln bekommt. Wie ein Baum durchdringen diese Wurzeln (ausgehend von deinem Körper) den Bode unter dir. Ohne Probleme und mühelos durchdringen deine Wurzeln auch die darunterliegenden Stockwerke. Das Ziel ist die fruchtbare, weiche Erde.

3. Verankere dich fest mit dieser Erde und spüre die Kraft, die durch die Wurzeln vom Mutterboden zu dir hochkommt. Licht und Energie fließen vom Boden durch die Wurzeln und dringen in dich ein. Spüre diese Energie.

4. Beobachte, wie du immer ruhiger wirst und mehr Lebensenergie aufnimmst.

5. Zieh deine Wurzeln langsam aus dem Boden zurück. Stell dir vor, wie sie nach und nach wieder verschwinden, aber die Kraft der Erde in dir bleibt.

Achtsamkeit im Alltag

„Achtsamkeit bedeutet, daß wir ganz bei unserem Tun verweilen, ohne uns ablenken zu lassen."

(Dalai-Lama)

Achtsamkeit – jeder von uns hat dieses einfache Wort schon mal gehört. „Sei achtsam" heißt „Pass auf" – eine Floskel, die wir meist nur abwinken. Tatsächlich ist Achtsamkeit aber dafür da, dass sich der Geist voll und ganz um das kümmert, was passiert und auf den Raum konzentriert, in dem du dich bewegst.

Das mag trivial erscheinen, aber die meisten von uns haben das verlernt, wir weichen immer wieder von der Sache ab. Unser Geist fliegt, wir verlieren den Kontakt zu unserem Körper und sind bald in obsessiven Gedanken über etwas vertieft, das gerade passiert ist oder zukünftig passieren könnte. Wir ärgern uns und werden ängstlich.

Achtsamkeit stellt sich diesem Phänomen entgegen. Es handelt sich um die grundlegende menschliche Fähigkeit, vollständig präsent zu sein, sich bewusst zu sein, wo wir sind und was wir machen und eben nicht übermäßig reaktiv oder überfordert von dem zu sein, was um uns herum vor sich geht.

Egal, wie weit wir wegdriften, Achtsamkeit ist da, um uns zurückzubringen, wo wir sind, was wir machen und fühlen. Jeder von uns besitzt diese Eigenschaft schon. Wir müssen nur lernen, wie wir darauf zurückgreifen können. Wir können diese Methode praktizieren, während wir meditieren, während wir einschlafen wollen, für kurze Pausen im Alltag usw.

Auf diese Weise reduzieren wir Stress, verbessern Leistung, gewinnen Einsicht und Bewusstsein. Die Achtsamkeitspraxis fördert universelle menschliche Qualitäten und erfordert dabei nicht, dass jemand seine Überzeugungen ändern muss. Du musst dich dabei nicht ändern, denn es kultiviert das Beste von dem, was wir Menschen sind. Es handelt sich sozusagen um eine Art zu leben. Wenn wir mit der zunehmenden Komplexität und Unsicherheit unserer Welt kämpfen, kann Achtsamkeit uns zu effektiven und belastbaren Antworten auf scheinbar unnachgiebige Probleme führen.

Achtsamkeit bedeutet auch Akzeptanz. Wir sollen auf unsere Gedanken und Gefühle achten, ohne sie zu beurteilen, ohne zu glauben, dass es in einem bestimmten Moment eine „richtige“ und „falsche“ Art gibt, zu denken und zu fühlen. Wenn wir Achtsamkeit üben, stimmen unsere Gedanken mit dem überein, was wir im gegenwärtigen Moment spüren, anstatt die Vergangenheit aufzuwärmen oder uns die Zukunft vorzustellen.

Die Kultivierung des momentanen Bewusstseins für unsere Umgebung hilft dabei, besser mit schwierigen Gedanken und Gefühlen umzugehen, die uns im Alltag Stress und Angst verursachen. Durch regelmäßige Achtsamkeitsübungen nutzen wir die Fähigkeit, den Geist im gegenwärtigen Moment zu verwurzeln und die Herausforderungen des Lebens klar anzugehen. Wir werden so nicht von negativen Erfahrungen in der Vergangenheit und Ängste vor zukünftigen Ereignissen beeinflusst und lösen uns von der Leitung unseres Autopiloten.

Im Gegenzug entwickeln wir auch eine voll bewusste Denkweise, die uns von der Inhaftierung nicht hilfreicher, selbstmissbräuchlicher Gedankenmuster befreit und uns ermöglicht, uns auf positive Emotionen zu konzentrieren, die das Mitgefühl und Verständnis für uns selbst und andere steigern.

Übungen

Achtsames Atmen

Diese Übung kannst du im Stehen oder Sitzen und so gut wie überall und jederzeit durchführen. Wenn du dich in eine Meditationsposition setzen kannst, wäre das gut, ist aber nicht unbedingt notwendig. Wichtig ist, dass du still bist und dich eine Minute lang auf deine Atmung konzentrierst.

1. Atme langsam ein und aus (ein Atemzyklus sollte ca. 6 Sekunden dauern)

2. Atme durch die Nase ein und durch den Mund wieder aus, lass die Luft mühelos in deinen Körper hinein und wieder herausfließen

3. Lass deine Gedanken los. Lass die Dinge los, die du später noch machen musst oder anstehende Projekte, die deine Aufmerksamkeit einfordern. Lass die Gedanken einfach von selbst steigen und fallen uns sei eins mit deiner Atmung.

4. Beobachte deine Atemzüge gezielt und konzentriere dein Bewusstsein auf den Weg der Atmung: Wie die Luft in deinen Körper eindringt und ihn mit Leben füllt. Beobachte dann mit deinem Bewusstsein, wie die Luft wieder nach oben aus deinem Mund herauskommt und die Energie in der Welt zerstreut wird.

Achtsame Beobachtung

Diese Übung ist leicht, aber unglaublich effektiv, denn sie hilft dir dabei, scheinbar einfache Elemente in deiner Umgebung tiefer zu erkennen und zu schätzen. Die Übung soll dich mit der Schönheit der natürlichen Umgebung verbinden, die du sonst leicht übersiehst, wenn du im Auto umherfährst oder auf dem Weg zur Arbeit in Bus und Bahn aus- und einsteigst.

1. Wähle ein natürliches Objekt aus deiner unmittelbaren Umgebung und betrachte dieses zwei Minuten (z.B. Blume, Insekt, Wolke, Mond)

2. Mache nichts anderes als dieses Objekt zu betrachten und denke auch nur an dieses Objekt. Entspanne dich dabei, solange es deine Konzentration zulässt.

3. Betrachte dieses Objekt, als würdest du es zum ersten Mal in deinem Leben sehen.

4. Erforsche visuell jeden Aspekt und dessen Entstehung und lass dich von dessen Präsenz vereinnahmen.

5. Erlaube dir, dich mit dessen Energie und Zweck in der natürlichen Welt zu verbinden.

Achtsames Bewusstsein

Diese Übung soll ein gesteigertes Bewusstsein und Verständnis für einfache tägliche Aufgaben und Ergebnisse fördern.

1. Denke an etwas, das jeden Tag mehrmals passiert, etwas, das du für selbstverständlich hältst (z.B. Tür öffnen, am Computer sitzen).

2. In dem Moment, indem du die Türklinke berührst, um die Tür zu öffnen, halte inne. Achte darauf, wo du

dich befindest und was du in diesem Moment fühlst. Wohin wird dich diese Tür bringen?

Nimm dir einen Moment Zeit, bevor du dich an den PC setzt und mit der Arbeit beginnst, einen Moment, um deine Hände zu schätzen, die diesen Prozess ermöglichen und das Gehirn, dass dir das Verständnis für die Verwendung des Computers erleichtert.

3. Nimm dir mehrere Berührungspunkte vor und versuche, anstatt die täglichen Bewegungen mit dem Autopiloten durchzuführen, anzuhalten, sodass du ein zielgerichtetes Bewusstsein dafür entwickelst, was du machst.

Diese Berührungspunkte müssen nicht physischer Natur sein.

Beispiel:

- Wenn du einen negativen Gedanken hast, nimm dir einen Moment Zeit, anzuhalten, den Gedanken als nicht hilfreich zu kennzeichnen und die Negativität freizugeben.

Achtsames Zuhören

Diese Übung soll deine Ohren öffnen, um nicht auf wertende Weise zu hören und weniger vom Einfluss vergangener Erfahrungen und Vorurteile beeinflusst zu werden. Wie viel von dem, was wir fühlen, wird von früheren Erfahrungen beeinflusst? Zum Beispiel mögen wir ein bestimmtes Lied nicht, weil es uns an eine Trennung oder andere negative Lebensperiode erinnert. Die Idee hinter diese Übung ist es demnach, Musik von einem neutralen Standpunkt aus zu hören, mit einem gegenwärtigen Bewusstsein, das nicht durch Vorurteile blockiert ist.

1. Wähle ein Lied, welches du noch nie gehört hast

2. Schließe die Augen und setze bestenfalls Kopfhörer auf

3. Versuche, die Musik nicht nach Genre, Titel oder Künstlername zu beurteilen, bevor sie überhaupt begonnen hat. Ignoriere alle Labels und lass dich neutral auf eine Klangreise ein.

4. Erlaube dir, jeden Aspekt des Liedes zu erkunden. Wenn die Musik nicht deinen Wünschen entspricht, lass die Abneigung los und gib deinem Bewusstsein die volle Erlaubnis, dich in den Track einzufühlen und zwischen den Schallwellen zu tanzen.

5. Höre auf die Dynamik jedes Instrumentes. Trenne jeden Ton in deinem Kopf und analysiere einen nach dem anderen. Höre auf den Klang der Stimme und die Lautstärke.

6. Höre aufmerksam zu, ohne Beurteilung oder Vorurteile. Denke dabei nicht, sondern hör einfach hin.

Einfaches Mantra

Mantras sind ähnlich wie Affirmationen. Sie enthalten dabei

eine wichtige Kernaussage, die aus deinen Wünschen oder positiven Glaubenssätzen bestehen kann. Ziel ist es, dass sich dieser Satz (das Mantra) in deinem Geist verankert. Der Unterschied zu Affirmationen liegt darin, dass Mantras den Geist durch Klänge und Schwingungen beruhigen sollen. Praktiziere diese Übung bestenfalls täglich 5-10 Minuten.

1. Nimm eine bequeme Sitzposition ein und schließe deine Augen

2. Nimm dir einen Moment Zeit und entspanne deinen Körper. Lass dich fallen und sei so tiefenentspannt, wie du es kurz vor dem Schlafen bist.

3. Wiederhole in deinem Kopf ein einfaches Mantra (z.B. „Ich bin genug.", „Es ist, wie es ist."), versuche dabei positiv zu klingen und einen klangvollen Rhythmus zu finden.

4. Wiederhole dieses Mantra 5-10 Minuten lang. Sei stolz auf dich, wenn du fertig bist.

5. Es kann passieren, dass dein Verstand versucht, dich abzulenken und dich mit anderen, negativen Gedanken konfrontiert. Verurteile dich dafür nicht. Es ist okay. Lass es einfach geschehen. Erkenne die Ablenkung, nimm sie hin, bewerte sie nicht und kümmere dich nicht weiter darum. Fahre anschließend mit der Übung fort.

KAPITEL DREI

Überblick |

„Man ist meistens nur durch nachdenken unglücklich“

(Joseph Joubert)

Typische Merkmale, die zeigen, dass du in die Grübelfalle getappt bist:

1. Du fragst: „Wieso, weshalb, warum?“

Du fragst nicht nach dem „Wie?“ (lösungsorientiert), sondern beschäftigst dich ausschließlich mit dem Problem als solches und mit Erklärungen.

2. Du blickst in den Rückspiegel

Dein Blick ist auf die Vergangenheit gerichtet. Negative

Erinnerungen dienen dir als Zündstoff für ewig andauernde Grübeleien. Du denkst nicht an zukünftige Lösungen.

3. Vom Hundertsten ins Tausendste

Anstatt bei einem Gedanken zu bleiben und konzentriert nach einer Lösung zu suchen, findest du immer mehr negative Gedanken, Probleme und Themen, die nur davon handeln, wie schlecht es läuft und an welchen Stellen dein Leben in der Vergangenheit schief lief. Du kommst vom Hundertsten ins Tausendste.

4. Gesprungene Schallplatte

Du beschäftigst dich mit immer wiederkehrenden Fragen, ohne darauf eine Antwort zu finden. Du drehst dich immer wieder im Kreis, anstatt einen neuen Weg einzuschlagen und ans Ziel zu kommen.

Was du **NICHT** machen solltest:

1. Dauerhafte (falsche) Ablenkung und Betäubung negativer Gefühle

Viele Menschen neigen dazu, ihren Ärger, Stress, Frust oder eben Grübeleien dauerhaft zu betäuben oder eine permanente Ablenkung anzustreben. Oft gehen Ablenkung und Betäubung dabei Hand in Hand.

Die beliebtesten Ablenkungs- und Betäubungsmethoden:

- Fernsehen, Netflix und Co.
- Soziale Netzwerke, YouTube, Internet generell
- Häufiger Alkohol- und Drogenkonsum
- Exzessive Club- und Bartouren / Partynächte
- Videospiele, Playstation
- Vermehrtes Essen

2. Die falschen Fragen stellen

Unser Gehirn ist darauf programmiert, bei einer Frage nach einer Antwort zu suchen. In der Theorie sucht es solange, bis es eine Antwort gefunden hat. Das Problem beim Grübeln ist aber, dass wir die falschen Fragen stellen. Wir stellen Fragen, deren Antwort nie befriedigend sein wird. Wir denken nicht lösungsorientiert.

Beispiele:

- Warum immer ich?
- Wieso vermassele ich immer alles?
- Warum habe ich immer Pech?
- Warum bekommt es jeder hin – nur ich nicht?
- Warum habe ich eine Absage bekommen?
- Was stimmt mit mir nicht?
- Warum bin ich nur so dick/dünn/groß/klein?

Das alles sind Fragen, die typisch für einen Grübler sind. Du stellst die Fragen, um stundenlang darüber nachzudenken und zu keiner adäquaten Lösung zu kommen. Du fokussierst dich dadurch nur auf das Problem, nicht etwa auf die Antwort der Frage.

Stelle stattdessen die RICHTIGEN Fragen. Und mit richtig meine ich lösungsorientiert, nicht problemfokussiert.

Beispiele:

- Wie kann ich es schaffen, in Zukunft positiver zu denken?
- Wie überstehe ich das Gespräch mit meinem Chef morgen?
- Wie erreiche ich es, dass ich zufrieden mit meinem Körper bin?
- Was kann ich tun, um Gewicht zu verlieren?
- Was kann ich machen, um mich in X (Beliebige Tätigkeit) zu verbessern?

Bonus: Der 3-Schritte-Aktionsplan gegen akute Grübelattacken

Es gibt Momente, in denen du in die Grübelfalle trittst und scheinbar kein Weg hinausführt. Tatsächlich gibt es dafür jedoch eine recht einfache Lösung. Diese nennt sich Gedanken Stopp-Methode. Im Teufelskreis des Grübelns drehst du dich immer weiter im Kreis und findest keine Lösung, vor allem nachts nicht. Indem du das Darüber-Nachdenken verschiebst (Übung: Zeit zum Nachdenken einplanen), kannst du zu einem späteren Zeitpunkt konstruktiver denken.

Wenn du mal wieder nicht einschlafen kannst oder deine Konzentration tagsüber schwindet, weil dich dein Verstand fest im Griff hat, dann halte dich an folgende Schritte:

1. **Schritt 1: Das Grübeln unterbrechen**

   Unterbrich deine Gedanken und sag innerlich laut und deutlich STOPP. Um das Ganze zu visualisieren, kannst du dir ein knallrotes Stoppschild vorstellen. Ebenfalls möglich wären bewusst laute Geräusche oder energische Gesten, wie zum Beispiel Klatschen, auf den Boden stampfen, laut „Stopp" rufen oder diverse Handbewegungen.

   Durch diesen Schritt wird deine Problemtrance unterbrochen.

2. Schritt 2: Die Sinnlosigkeit des Grübelns erkennen

Durch Schritt 1 kommst du ins Hier und Jetzt zurück. Hinterfrage nun, wie es dir gerade geht. Was machst du gerade? Machst du dir Angst? Und wenn ja, was genau ist es, dass dir Angst macht? Siehst du alles zu pessimistisch?

3. Schritt 3: Ablenken

Der dritte Schritt ist dafür da, deinen Fokus zu verlagern. Du sollst deine Aufmerksamkeit für diesen Moment auf etwas anderes richten. Häufig kommen Grübelattacken nachts vor. Wenn das auch bei dir der Fall ist, solltest du nochmal kurz aufstehen. Trinke einen Tee, höre ein Hörbuch oder Musik (Übung: Achtsames Hören), meditiere oder lies ein Buch. Entspannungsmethoden gelten als gute Ablenkung, denn du richtest deine Aufmerksamkeit dabei gezielt auf Körperregionen oder Geschichten. Dadurch hat dein Verstand keine Kapazitäten mehr für Grübeleien.

Ablenkung ist der schwierigste Part, denn wenn du diesen Teil zu kurz ausübst, bist du schnell wieder gefangen. Das ist mit Albträumen vergleichbar. Vielleicht kennst du das auch, dass du aufwachst (oder dich zwingst, aufzuwachen) und wenn du die Augen gleich im Anschluss wieder schließt, holt dich der Albtraum erneut ein.

Indem du kurz aufstehst und etwas anderes machst,

durchbrichst du den Teufelskreis.

Diese Methode kannst du natürlich auch tagsüber anwenden. Als Ablenkung dient hierbei dann zum Beispiel die Verlagerung deines Fokus auf andere Menschen. Was haben sie an? Wo wollen sie hin? Wo kommen sie her? Ansonsten kannst du die gleichen Techniken anwenden, die du auch nachts benutzen kannst. Finde heraus, was für dich am besten funktioniert und wie du sicher den negativen Gedankenspiralen entkommen kannst.

Schlussbemerkung

„Nur wer sein Ziel kennt, findet den Weg."

(Laotse)

Wenn du in ewigen Gedankenschleifen festhängst, kann dich das krank machen. Grübeln verursacht schlaflose Nächte und viel unnötiges Leid. Menschen, die grübeln, fühlen sich, als ob sie in einem Hamsterrad rennen und nicht mehr aufhören können. Es scheint, als würdest du eine Einbahnstraße entlang gehen, die stetig bergab führt. Zeit, etwas dagegen zu unternehmen.

Wie du gelernt hast gibt es Strategien und Möglichkeiten, Erfolge zu erzielen, und das Problem selbst in den Griff zu bekommen. Und doch gibt es Situationen in denen der Gang zum Therapeuten notwendig ist. Solltest du keinen Ausweg mehr sehen, zögere deshalb nicht, professionelle Hilfe zu holen. Du bist damit keineswegs alleine.

Für das Arbeiten an dir selbst, ist es letztendlich egal, welchen Tipp und welche Übung du aus diesem Buch für dich mitnimmst und anwendest. Tue was auch immer für dich funktioniert. Allein die Tatsache, dass du etwas gegen das Grübeln unternimmst, ist großartig und der erste Schritt in die richtige Richtung!

Eines ist sicher, auch wenn der Weg manchmal steinig sein wird. Alle Bemühungen, die du unternimmst, werden dir letzten Endes die Chance ermöglichen, ein glücklicheres, zufriedeneres und selbstbestimmtes Leben zu führen.

Bedenke auch, dass es ganz normal ist, hin und wieder zu grübeln. Du wirst also noch Episoden erleben, in denen du in Gedankenschleifen festhängst. Das ist okay. Die Dosis macht das Gift. Du trägst keine direkte Schuld an deiner Situation. Du bist nicht Schuld daran, im Teufelskreis deiner Gedanken gefangen zu sein, aber du machst dich schuldig, wenn du Einschränkungen akzeptierst und eine verminderte Lebensqualität einfach hinnimmst. In diesem Sinne wünsche ich dir auf deinem Weg alles Gute!

„Das Schicksal mischt die Karten, aber du spielst das Spiel"

(Arthur Schopenhauer)

Hat dir das Buch gefallen und solltest du Zeit dafür finden, würde ich mich außerdem sehr über eine Rezension freuen.

Deine

Lena Winkler

Haftungsausschluss

Die Umsetzung aller enthaltenen Informationen, Anleitungen und Strategien dieses Ratgebers erfolgt auf eigenes Risiko. Für etwaige Schäden jeglicher Art kann der Autor aus keinem Rechtsgrund eine Haftung übernehmen. Für Schäden materieller oder ideeller Art, die durch die Nutzung oder Nichtnutzung der Informationen bzw. durch die Nutzung fehlerhafter und/oder unvollständiger Informationen verursacht wurden, sind Haftungsansprüche gegen den Autor grundsätzlich ausgeschlossen. Ausgeschlossen sind daher auch jegliche Rechts- und Schadensersatzansprüche. Dieses Werk wurde mit größter Sorgfalt nach bestem Wissen und Gewissen erarbeitet und niedergeschrieben. Für die Aktualität, Vollständigkeit und Qualität der Informationen übernimmt der Autor jedoch keinerlei Gewähr. Auch können Druckfehler und Falschinformationen nicht vollständig ausgeschlossen werden. Für fehlerhafte Angaben vom Autor kann keine juristische Verantwortung sowie Haftung in irgendeiner Form übernommen werden.

Impressum

Self-Publishing

Herausgeber dieses Buches und Verantwortlicher für den Inhalt ist:

Lena Winkler

Wird vertreten durch: Dennis Schöndienst, Rua Barao de Sabrosa 328,

1900-049 Lisboa, PT, email: dede9362@gmail.com

Printed in Poland
by Amazon Fulfillment
Poland Sp. z o.o., Wrocław

37099000R00072